KB262034

수험생 밥상을
다시 차리자

수험생 밥상을
다시 차리자

수험생 밥상을 다시 차리자

유태종 지음

아카데미북

수험생을 둔 집안은 온 가족이 전쟁을 치르는 것 같다. 집안에 긴장감이 감돌고, 수험생 부모 노릇하기가 수험생보다 힘들다는 하소연을 한다. 그런데 성공적으로 목표를 이루는 비결은 두말할 필요도 없이 좋은 분위기와 건강 유지에 있다.

수험생은 긴장과 불안감 때문에 늘 마음이 굳어 있다. 공부에 대한 지나친 부담감, 운동과 수면 부족으로 인한 잦은 복통이나 두통, 변비 등 신체 기능이 떨어지는 경우가 많다. 생체 리듬이 깨지면 아무리 우수한 학생이더라도 좋은 결과를 기대하기가 어렵다.

수험생의 불규칙한 생활과 영양의 불균형을 줄이기 위해서 해야 할 일이 있다. 바로 '음식을 머리로 먹는 것'. 입맛에만 맞는 것을 고집하거나 간편한 스낵만으로는 체력과 두뇌 건강을 유지할 수 없다.

편식하지 않는 것, 이것은 비단 수험생에게만 해당되는 말은 아닐 것이다. 그런데 막상 어떻게 해야 편식을 하지 않느냐고 물었을 때 시원하게 답을 하는 부모는 많지 않다.

공부, 아니 자기 자신과의 싸움이라는 힘든 일을 마주한 수험생에게는 가족의 배려와 응원이 필요하다. 특히 가정이라는 울타리 안에서 자연스럽게 도움을 줄 수 있는 것은 정성이 담긴 음식을 만들어 주는 것이다. 다행히도 우리의 식단은 세계에서 가장 자연적이고 균형을 이룬 음식으로 이루어져 있다. 무조건 비싼 것, 좋은 것을 준비하려고 하지 말고 일상에서 쉽게 접할 수 있는 재료에 정성을 담으면 충분하다.

이 책에는 수험생의 긴장을 푸는 법, 수험생의 필수 영양 지식, 수험생을 위한 요리 등 수험생에 도움이 되는 여러 가지 것들을 적어 넣었다. 의외로 까다롭지 않은 방법들이다.

정성이 담긴 따뜻한 밥 한 그릇이 주는 효과는 매우 크다. 이 책이 많은 수험생 부모들에게 도움이 되었으면 하는 바람이다.

2005년 새봄
식품영양학박사 유태종

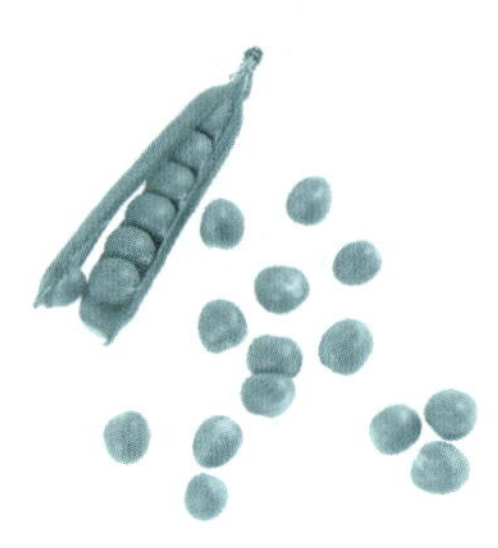

차 례

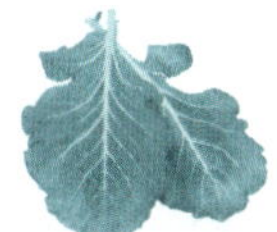

3장 수험생 건강을 유지해 주는 영양소

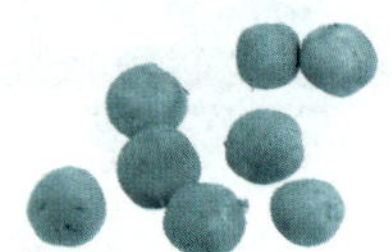

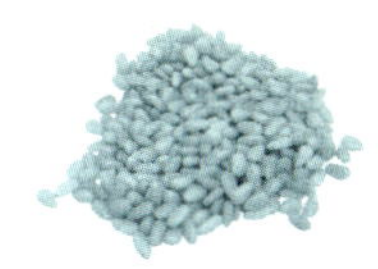

4장 두뇌가 하루하루 달라지는 메뉴

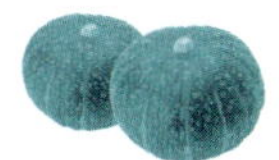

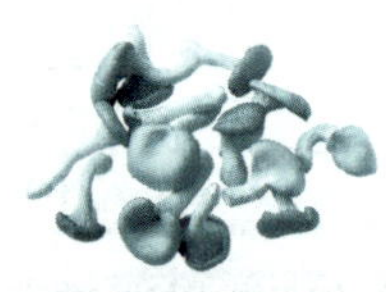

1

수험생은
무엇을 원하는가

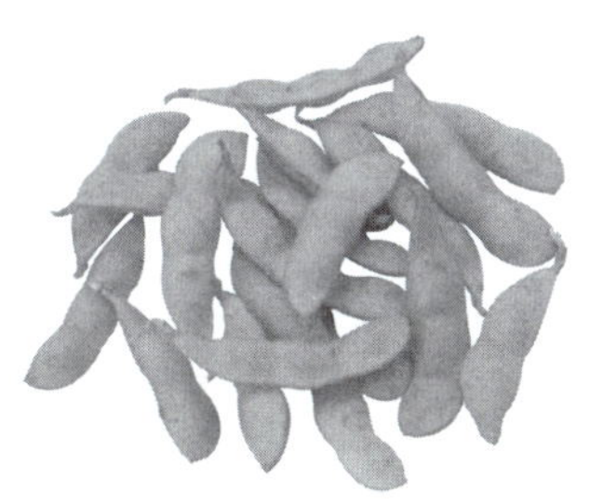

수험생의 몸과 마음을
제대로 읽자

고등학교 입학 시험에서 대학 입학 시험, 취직 시험에 이르기까지 우리나라의 입시 경쟁률은 매우 높다. 그런데 우리나라의 중·고등학생들은 시험뿐만 아니라 사춘기와 청소년기라는 또 하나의 시련에 직면해 있다.

사춘기와 청소년기는 몸과 마음이 모두 아이에서 어른으로 바뀌는 시기로, 특히 이때는 키와 몸무게가 눈에 띄게 성장한다. 특히 여자 아이들은 생리를, 남자 아이들은 사정을 시작하는 시기이기도 하다. 심적으로는 자아가 싹트고 자기 나름대로의 사고를 가지며, 지금까지 부모님과 선생님들께 들어 왔던 말들이 사실인지 아닌지에 의문을 갖기도 한다. 간섭이나 명령에 대해 거부 반

수험생 밥상을 다시 차리자

응을 일으키는 것도 이런 까닭에서다.

한 아동 심리학자는 이 시기의 중요성을 강조하여 '제2의 반항기'라고 했다. '정신적 이유(精神的離乳)'라고 정의를 내린 학자도 있다. 즉 몸과 마음이 성장하고 있는 이 시기의 아이들은 부모나 교사에게 반항하면서 자아를 확립해 간다. 차츰 부모에게서 정신적으로 독립하기를 원하고, 자기 나름대로 인생관을 확립하면서 성인으로 성장해 가는 것이다. 그런데 아이들은 이처럼 중요한 시기를 오로지 시험 공부로 소모하고 있다. 그러나 적극성과 에너지가 넘치는 이 시기의 아이들이 학업이나 시험 등으로 압박을 받게 되면 폭발할 가능성이 크다.

사춘기의 아이가 보이는 행동은 부모의 양육과 선생님의 교육 태도를 그대로 반영한다고 해도 지나친 말이 아니다. 가출이나 비행(非行)은 부모와 자식 간의 정서적인 유대 관계나 마음의 연결이 희박하다는 것을 의미한다. 아이가 자기보다 약한 존재를 괴롭히는 것도 같은 맥락에서 생각할 수 있다.

아이가 등교를 거부한다거나 학습에 대한 의욕이 없고, 노이로제 증상을 보인다면 부모나 선생이 과잉 간섭을 하거나 과보호를 하지 않았는지 점검해 보아야 한다. 아이가 문제 행동을 일으킬 때는 부모나 선생이 그 잘못을 바로잡아 줌과 동시에 지금까지 보아 온 것을 바탕으로 수정이 가능한 부분을 찾아 실천할 필요가 있다.

■ 가정을 편안한 공간으로 만든다

가정은 세상에서 가장 따뜻한 곳이어야 한다. 학교에서 돌아와 피곤하고 지친 마음을 쉬게 할 수 있는 공간은 집밖에 없기 때문이다. 학교에서 돌아온 아이에게 쉴 틈도 주지 않고 숙제며 시험 공부를 하라고 재촉하는 것은 결코 바람직한 모습이 아니다. 몸과 마음에 변화가 많은 이 시기의 아이에게는 그러한 부모의 관심이 오히려 잔소리로 들릴 수 있다. 계속해서 공부를 강요받다 보면 아이의 마음은 불안해질 뿐만 아니라 아예 공부하고 싶은 생각이 사라져 버리고 만다. 그러므로 어머니(보호자)는 집을 아이가 가장 편안하게 쉴 수 있는 공간으로 만들어 줄 책임이 있다. 집에 있을 때만큼은 편안하게 쉬고 싶은 것이 모든 수험생의 바람일 것이다. 또 이렇게 정서적으로 안정되면 공부하고 싶은 마음이 저절로 생길 것이다.

가정의 기본을 만드는 것은 부모다. 그래서 부모의 사이가 좋을 때는 아이의 정서도 안정된다. 사춘기 때는 비밀을 갖고 싶어하게 마련이지만 부모의 관계가 좋은 가정의 아이는 부모에게 여러 가지 문제를 상담해 온다. 게다가 부모가 그런 고민을 귀 기울여 들어준다면 아이의 표정은 언제나 밝고, 매일매일 생활이 생기 있고 발랄할 것이다. 반대로 부부 사이가 좋지 않아서 매일 싸움을 한다면 아이의 정서는 당연히 불안정해지고, 여러 가지 문제

　　수험생 밥상을 다시 차리자

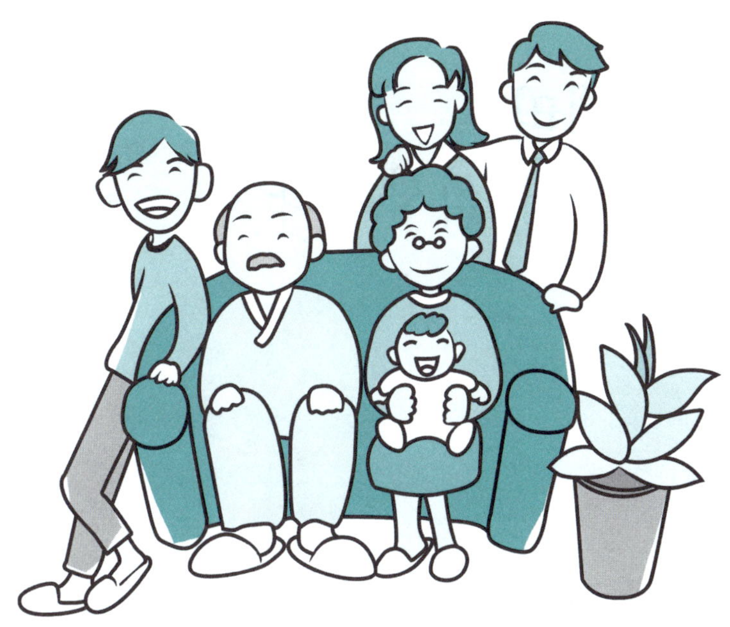

를 일으킬 가능성이 높다. 이런 가정의 아이는 차분한 마음으로 공부를 할 수가 없기 때문에 당연히 성적도 떨어진다.

부부간의 문제는 어느 한쪽 또는 양쪽이 서로에 대한 배려가 부족하거나 자기 중심적이고 자기 본위적인 사고방식이 원인이다. 자기 본위적인 사고방식을 갖고 있는 부모는 자신의 아이에게도 자기 마음대로 강요를 하거나 간섭을 하고 과잉 보호를 하는 경우가 많다. 그러나 이런 행동들은 모두 아이의 인격을 비뚤어지게 하는 원인이 된다.

입시와 사춘기라는 이중의 어려움에 처해 있는 아이를 지탱해 주기 위해서는 부모와 자녀의 관계를 점검해 볼 필요가 있다.

가족끼리
단란하게 식사하라

■ 가장 기본적인 것부터 시작하자

가족이 모두 모여 즐겁게 이야기를 나누거나 놀이를 즐기는 모습을 볼 때 우리는 '단란하다'는 표현을 쓴다. 단란한 가정에는 늘 웃음이 있다. 웃으면 복이 온다는 옛말처럼, 웃음이 가득한 가정에서는 가족 모두가 행복을 느끼고, 자연스럽게 아이의 정서도 안정된다.

정서의 안정은 의욕을 왕성하게 한다. 의욕을 상실한 아이의 가정을 관찰해 보면 집안 분위기가 대체로 어둡다는 것을 알 수 있다. 어두운 가정에서는 부모와 자식 간의 대화가 거의 없다. 부모는 사소한 것에도 잔소리를 하고, 사람이 지녀야 할 기본적인 정서를 완전히 무시하면서 자기만의 요구를 강요하는 경우가 많다.

이는 모두 서로에 대한 배려가 부족한 탓이다.

배려란 상대방의 입장에서 생각하고, 상대의 기분을 충분히 헤아려 주는 것이다. 아이를 부모 중심으로 키우려는 것은 아이에 대한 배려가 결여되어 있기 때문이다. 아이의 입장에서 말과 행동을 지켜보는 것, 그것이 중요하다. 부모도 자신의 사춘기나 청소년기를 회상하면서 아이의 입장을 이해하고, 아이와 같은 눈높이에서 세상을 보려는 노력을 해야 한다.

■ 식사는 천천히, 여유 있게

당신은 식사를 할 때 충분한 여유를 가지고 천천히 먹는가? 서양에서는 가족이 모두 모여 천천히 식사를 즐기는 것이 습관화되어 있다. 식사 시간에는 가족 모두가 그날 있었던 일을 서로 이야기하면서 단란하고 즐거운 시간을 보낸다. 반면 우리나라의 가정에서는 기껏해야 30분 정도면 모든 식사가 끝난다. 일단 '배가 부르면 만족'이라는 생각을 갖고 있기 때문에 굳이 천천히 여유를 갖고 먹지 않는다.

서양에서는 큰그릇에 반찬을 담아 놓고 각자 자기가 먹고 싶은 것을 먹을 만큼 덜어서 먹는, 이른바 뷔페식 식사를 한다. 아이는 어느 정도 성장하면 자기 스스로 자기가 먹고 싶은 것을 골라서

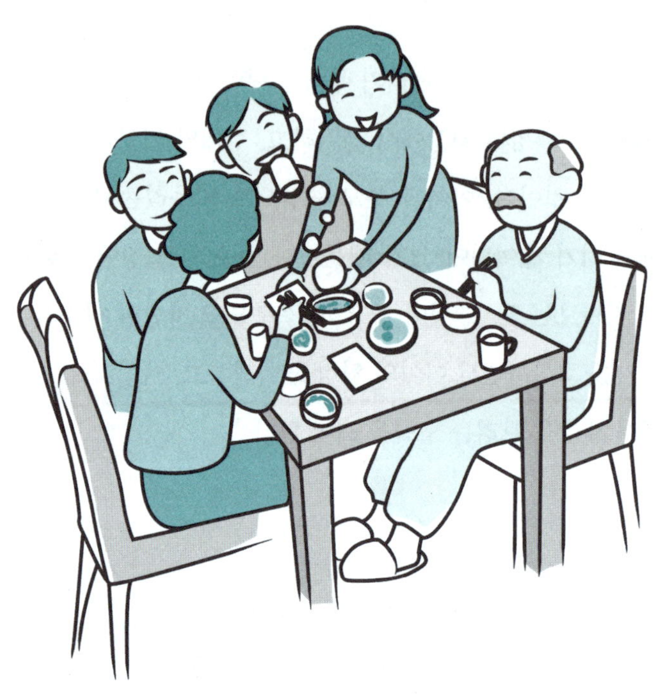

직접 덜어 먹는다.

이런 행동에는 두 가지의 큰 의미가 있다. 그것은 자기 스스로 무언가를 선택하는 자기 선택 능력과 다른 사람을 배려하는 마음을 키울 수 있다는 것이다. 또 하나는 일단 자기가 덜어 온 음식은 남기지 않고 다 먹음으로써 예절을 배우는 동시에 책임감을 몸에 익히는 것이다.

그러나 우리나라에서는 엄마가 덜어 주는 음식을 그대로, 그야말로 주는 대로 먹거나 심지어는 먹기 싫은 음식을 강제로 먹어야 할 때도 있다. 또 음식을 남겨도 아무런 책임을 묻지 않는 경향이 있다. 그러나 이런 방식으로는 아이에게 꼭 필요한 책임감이

 수험생 밥상을 다시 차리자

나 물건의 소중함을 가르쳐 줄 수 없다.

어쨌든 온 가족이 모여 천천히 식사를 즐기는 습관을 들이는 것이 좋다. 식사를 하면서 각자 그날 있었던 일을 이야기하는 과정을 통해 아이의 정서는 안정되고, 무엇보다 부모와 자식 간의 정이 깊어질 것이다.

■ 식탁에서는 밝고 즐겁게

당신의 가족은 식사를 할 때 식탁에서 즐거운 이야기를 나누는가? 우리나라는 예부터 밥을 먹을 때 떠들지 않고 조용히 먹는 것이 예의라고 생각했다. 식사는 하나의 예절로, 밥 먹는 것 역시 예의범절을 배우는 과정이라는 생각이 강했기 때문이다.

서양의 식탁에서는 재미있고 즐거운 이야기가 중심이 된다. 그러한 이야깃거리를 제공하는 사람은 주로 집안의 가장인 아버지다. 우리나라의 아버지들 역시 가족 모두가 즐거워하는 이야기를 통해 식탁을 단란한 장소로 만들 수 있도록 노력해야 한다. 가능하면 가족 모두가 흥미있어 하는 재미있는 이야기가 좋다. 그런 아버지가 만들어 낸 따뜻한 분위기는 아이의 마음을 온화하게 만든다. 특히 시험을 앞두고 있는 수험생은 현재와 미래에 대한 불안감으로 불안하고 초조한 감정에 쌓여 있게 마련이다. 아이의 건조한 마음에 촉촉한 마음을 불어넣어 주는 것이야말로 아버지의 역할이다.

아버지는 위엄 있고 엄격해야 한다고 생각하는 사람도 있을 것이다. 그러나 사춘기의 아이에게는 그런 부모의 모습이 그다지 좋게 보이지만은 않는다. 부모의 위엄 있는 모습이 아이에게는 딱딱하거나 다가가기 어려운 존재로 느껴질 수도 있다.

아이는 부모에게서 편안함을 느끼고 싶어한다. 일단 아이가 그렇게 느낀다면 부모는 아이에게 농담은 물론 자신의 실패담도 솔직하게 이야기해 줄 수 있는 관계가 될 것이다.

■ 시험 기간이라도 절대 과잉 보호하지 말라

일부 어머니들 가운데는 '아이가 시험 공부에만 집중하게 하고 싶다'는 생각으로 아이의 방을 청소해 주는 경우가 많다. 시간에 맞춰 간식과 야식을 챙겨 방으로 갖다 주는 등 아이의 모든 일을 대신 처리해 주는 모습도 쉽게 볼 수 있다. 그런데 그런 배려에 감사하기는커녕 오히려 '주스를 갖다 달라', '샌드위치를 만들어 달라' 하면서 어머니에게 이런저런 요구를 하는 아이가 있다.

부모와 자식 간의 관계가 지나치게 가까워서 의존성이 높아지면, 특히 남자 아이의 경우 성인이 되어서도 어머니에게서 완전

수험생 밥상을 다시 차리자

히 독립하지 못하는 현상이 생길 수 있다. 이른바 머더 콤플렉스(Mother Complex)에 빠진 이런 아이들은 결혼 뒤에도 자기의 가정 생활을 원만하게 이끌어 가지 못할 가능성이 높다.

머더 콤플렉스는 아버지의 역할이 부재(不在)한 가정에서 일어나기 쉽다. 어머니는 원만하지 못한 부부 사이에서 오는 쓸쓸함을 아이에게 맹목적으로 쏟아붓게 되고, 더 나아가서는 아이에게 집착하게 되는 것이다. 물론 아이도 처음에는 자신만을 맹목적으로 사랑해 주는 어머니의 기대에 부응하기 위해 열심히 공부하여 희망하는 학교에 입학하게 될지도 모른다. 그러나 그렇게 성장한 아이는 40~50대의 성인이 되어 우울증에 빠지는 상태가 많다는 연구 결과가 있다.

아무리 수험생이라도 자기 일은 스스로 하는 것이 좋다. 예를 들어 밥을 먹고 난 뒤에는 최소한 자기가 먹은 식기는 개수대에 가져다 넣고, 여유가 된다면 설거지까지 하도록 유도한다. 이렇게 해야만 어머니가 아이에게 얽매이지 않을 수 있다. 어머니 역시 아이에게 너무 집착하지 말고 스스로 자립할 수 있도록 도와주어야 한다.

수험생 건강 관리의
기본 원칙

수험생이 가지는 부담과 스트레스는 겪어 보지 않은 사람은 알 수 없을 것이다. 입시는 이 땅의 학생과 학부모라면 반드시 거쳐야 하는 관문. 오죽하면 수험생 부모가 바로 수험생이라는 말까지 등장했겠는가. 그러나 어차피 피해 가지 못할 관문이라면 일상적인 생활 리듬을 잃지 않도록 꾸준히 관리해 나가는 것이 중요하다.

■ 긴장은 수시로 풀어라

우리의 뇌는 심신이 편안한 상태일 때 정보를 더 잘 받아들인다. 집중력은 마음의 평화에서 온다. 긴장을 풀고 편안한 상태가 되면 뇌에서 알파파가 많이 나오는데, 이때가 학습에 가장 좋은 시기다. 그런데 뇌는 한꺼번에 많은 정보를 받아들이지 못한다. 뇌 신경 세포는 약 1천억 개 정도인데, 각 신경 세포는 다시 1천 개에 이르는 시냅스(신경 전달 회로)와 연결되어 있다. 그러나 무수히 많은 시냅스에서 엄청나게 빠른 속도로 신호가 전달되고 있어 뇌는 쉽게 피로해진다. 따라서 학습 능률을 높이려면 한 번에 한 과목씩 공부하되, 너무 오랫동안 책상에 앉아 있는 것은 삼가야 한다. 1시간 공부할 때마다 5~10분의 휴식이 필요하다.

자기 능력의 한계를 스스로 인정하는 것도 방법이다. 그런 다음 최선을 다한다는 긍정적인 마음가짐을 가져야 의욕이 솟고 스트레스에서 해방될 수 있다. 스트레스는 수험생들에게 피로와 권태감, 현기증, 두통, 복통 등의 신체형 장애를 일으킬 수 있고, 학습 능률도 떨어뜨린다.

배에 손을 얹고 코로 깊이 숨을 들이마시고 입으로 내쉬는 복식 호흡도 스트레스 해소에 도움된다. 눈을 감고 좋았던 경험이나 평온한 풍경을 떠올리는 것도 좋다.

■ 잠을 제때, 적절하게 자라

수험생의 건강과 학습을 방해하는 최대 걸림돌은 스트레스와 수면 부족이다. '하루 4시간 자면 시험에 붙고 5시간 자면 시험에 떨어진다'고 해서 '4당5락'이라는 말도 있을 정도로 잠은 수험생에게 강박관념까지 갖게 만든다.

적절한 수면이 필요한 이유는, 뇌의 메커니즘상 단기 기억을 분류해서 장기 기억 저장소로 보내는 작업이 주로 렘(REM : Rapid Eye Movement) 수면 중에 일어나기 때문이다. 꿈 꾸는 수면인 렘 수면 중에는 뇌 혈류량이 증가하고 단백질 합성도 활발해 소모된 뇌 기능이 회복된다. 휴식뿐만 아니라 기억을 위해서도 잠을 줄이지 말아야 한다.

또 잠을 제대로 자지 못하면 일상생활의 리듬이 깨져 버려 낮에 수시로 졸고 밤이면 다시 불면증에 시달리는 악순환을 겪게 된다. 이렇게 되면 신경이 날카로워지고 두통, 현기증, 피로 등으로 공부에 많은 지장을 받게 된다.

그러므로 잠은 적어도 하루 5시간은 자야 한다. 실내 온도를 18~23도가 되게 유지하고, 오전 1~6시에는 자는 것이 좋다. 미지근한 물로 샤워하거나 더운물에 10여 분 정도 발을 담그면 잠이 잘 온다. 우유를 먹으면 잠이 잘 온다는 말도 있지만 개인마다 차이가 있으므로 자신에게 맞는 방법을 택한다.

잠을 쫓기 위해 카페인을 섭취하는 것은 일시적인 효과를 가져올 뿐이다. 3~4시간이 지나면 도리어 피로가 몰려오고 머리가 무거워지므로 카페인이 든 음료는 마시지 않도록 한다. 또 낮에

 수험생 밥상을 다시 차리자

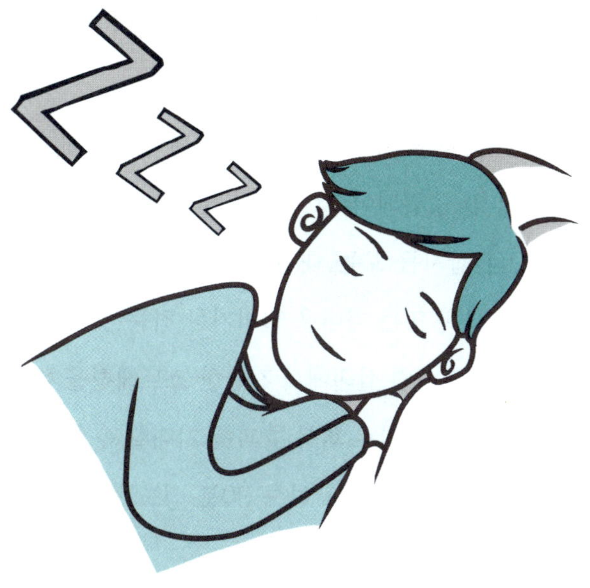

20~30분간 자는 것은 집중도를 높이고 밤에 숙면을 취하는 데 도움이 되지만 낮잠 시간이 길면 불면증의 원인이 될 수 있으므로 주의해야 한다.

■ 가벼운 운동을 하라

오랜 시간 동안 책상 앞에 앉아 있어야 하는 수험생들은 변비와 소화 불량, 허리 통증 등을 호소하는 경우가 많다. 이런 증상의 주 원인은 운동 부족이다. 운동은 신체 건강뿐 아니라 뇌 기능을 활성화하는 데도 효과적이기 때문에 수험생은 가벼운 운동을 꾸준히 하는 것이 좋다.

가벼운 운동을 지속적으로 하면 혈액 순환이 좋아지고 뇌에 산소와 영양분이 잘 공급되어 뇌 기능이 좋아진다. 그러므로 휴식 시간에는 TV나 잡지를 보는 대신 밖에 나가 바람을 쐬며 맨손 체조를 하거나 산책 또는 가벼운 달리기를 하는 것이 좋다. 만일 밖에 나가기가 어렵다면 실내에서 간단한 스트레칭을 한다. 이것만으로도 각성 효과와 피로 회복 효과를 기대할 수 있다. 그러므로 아무리 마음이 급하더라도 하루 30분 정도는 몸을 움직이도록 한다.

특히 같은 자세로 오랜 시간 동안 앉아 있어야 하는 수험생은 목 근육과 팔 근육이 뭉치기 쉽다. 이렇게 되면 뇌에 공급되는 산소량이 부족해져서 뇌 활동을 둔화시켜 학습 능력을 떨어뜨린다. 이때는 뭉친 근육을 풀어 주고 두피와 목 부위의 경혈을 손끝이나 펜을 이용하여 적당한 압력으로 눌러 주면 뇌에 산소 공급이 잘된다.

■ 소화가 잘되는 음식을 섭취하라

시간에 쫓기고 긴장 상태가 계속되는 수험생에게 규칙적이고

 수험생 밥상을 다시 차리자

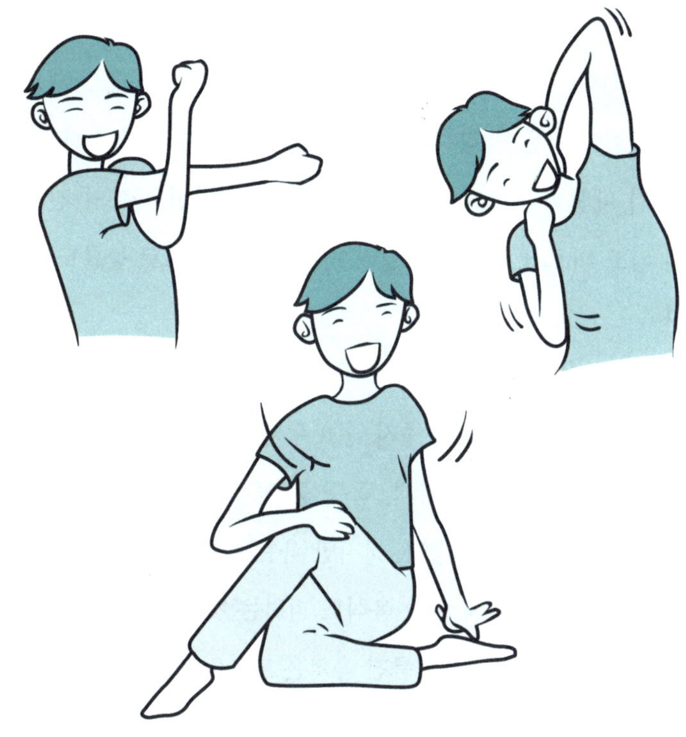

수험생에게 좋은 실내 스트레칭

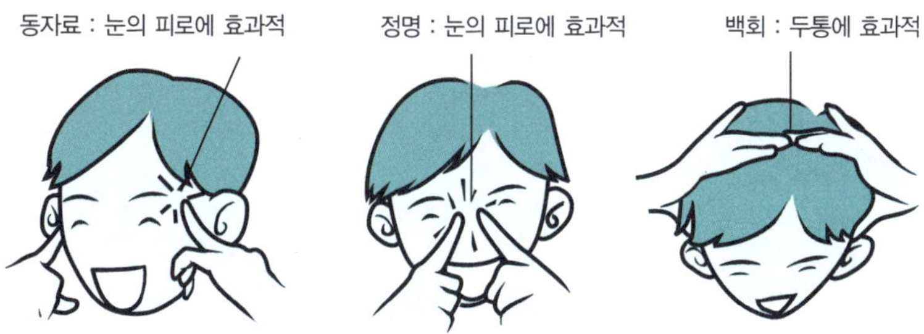

수험생에게 효과가 있는 지압 부위

균형 잡힌 영양의 섭취는 정상적인 생활 리듬을 유지하는 데 매우 중요하다. 수험생이라는 특수 상황이 주는 스트레스 때문에 식욕이 떨어져 균형 잡힌 식사가 어렵고 장기간 공복 상태가 될 수 있기 때문이다. 그러나 이런 상태가 계속되면 극도의 긴장을 하게 되고 피로가 심해지며 빨리 지치고 정신적으로 능률도 저하된다.

식사는 소화가 잘되는 음식을 먹되, 포만감을 느끼기 전에 마친다. 그래야만 위에 부담을 주지 않고 두뇌 활동에도 좋다.

육류나 생선, 해초류, 야채, 곡류 등 모든 음식을 골고루 먹는 것이 영양 면에서 가장 좋다. 하지만 육류는 한번에 너무 많이 먹지 않도록 하고 기름에 튀긴 음식도 피하는 것이 좋다. 특히 소화력이 떨어지는 여름철에 기름진 음식은 도움이 되지 않는다.

뇌는 포도당을 에너지원으로 사용하기 때문에 당분을 충분히 섭취해야 하지만 지나치면 고혈당으로 인해 졸음을 유발할 수 있다. 따라서 시장기가 있을 때는 빵 같은 탄수화물 식사에만 의존하지 말고 신선한 과일 또는 과일과 야채로 만든 주스를 마시도록 한다.

　　수험생 밥상을 다시 차리자

어떤 식사가
수험생의 두뇌를
좋게 하는가

■ 매일 반복되는 식사가 평생의 습관을 형성한다

자녀의 시험날 미역국이나 바나나를 먹이지 않는 어머니가 있다. 물론 이것은 상징적인 의미다. 둘 다 미끌미끌한 식품이라 혹시나 시험 결과가 나쁘게 나올까(미끄러질까) 하는 걱정 때문이다. 그 정도로 시험을 앞두고(특히 시험 당일) '어떤 식사를 준비하면 좋을까', '무엇을 먹이면 좋을까'를 고민하는 어머니들이 많다.

그런데 오늘 아침에 좋은 음식을 먹었다고 해서 내일 당장 그 효과가 나타나는 것은 아니다. 식사는 매일매일 반복되며, 이것이 차곡차곡 쌓여 효과를 낸다. 특히 어렸을 때부터의 습관이 중요하다.

앞에서도 설명했듯이 청소년기는 몸과 마음이 동시에 성장하는 중요한 시기다. 그러므로 이때는 미래에 대한 불안감이나 시험에 대한 긴장으로 인한 스트레스를 풀어 줄 수 있는 음식을 먹는 것이 좋다. 기본적으로 수험생의 식사는 양(量)보다는 질(質)이 우선되어야 한다.

원칙적으로 몸에 나쁜 음식은 없다. 예를 들어 우리가 일반적으로 몸에 해롭다고 알고 있는 콜레스테롤은 세포를 만드는 데 없어서는 안 되는 중요한 물질이다. 다만 그것을 과잉 섭취할 때에 문제가 되는 것이다. 우선 기본적인 식사 방법에 대해 알아보자.

일반적으로 3대 영양소는 당질(탄수화물), 지방, 단백질을 말한다. 우리는 생명 활동에 필요한 에너지의 약 55%를 당질에 의존하고 있다. 당질은 뇌 활동의 연료 역할을 하는 영양소로, 식사에서 당질이 절반 이상을 차지하는 것은 당연하다. 당질은 쌀이나 밀 등의 곡류나 감자류 등을 통해 섭취할 수 있다.

단백질은 수험생의 생활이 불규칙하다는 점을 생각하여 소화가 잘되는 식품을 선택하는 것이 좋다. 가능하면 가공 식품은 피하고, 지방질이 적은 고기나 신선한 생선을 이용하여 조리한 음식이 좋다. 특히 계란과 우유는 매일 섭취해야 한다.

지방은 너무 많이 섭취하지 않도록 주의해야 한다. 특히 젊은 사람들은 우리의 전통 음식보다는 서양식을 좋아하기 때문에 자신도 모르게 지방을 과다 섭취하기 쉽다. 버터 같은 동물성 지방

수험생 밥상을 다시 차리자

과 샐러드유 같은 식물성 지방을 1대 1의 비율로 섭취하는 것이 좋다.

비타민과 미네랄 역시 건강을 유지하기 위해 반드시 필요한 영양소로, 3대 영양소를 흡수하는 데 필수적이다. 몸의 기능을 조절하는 데 필요한 비타민은 야채나 과일을 통해 섭취하고, 치아와 뼈를 만드는 칼슘은 생선이나 우유를 통해 섭취한다. 피를 만드는 철분을 보충하기 위해서는 간이나 녹황색 야채를 많이 먹는 것이 좋다.

최근 들어 주목받고 있는 것이 바로 식물 섬유다. 식물 섬유는 노폐물을 흡착하여 밖으로 배출하는 작용이 있어 생활습관병(生活習慣病 : 성인병)의 원인이 되는 콜레스테롤과 중성 지방을 낮춰준다. 또한 신경을 안정시키는 데도 식물 섬유의 작용을 빼놓을 수 없다.

식물 섬유는 포도당의 흡수를 느리게 하여 인슐린의 과잉 분비를 방지하는 작용을 한다. 설탕 등의 지나친 섭취로 인슐린 분비량이 갑자기 증가하면 혈당 결핍을 초래하고 정신 상태가 손상된다. 이러한 증상들은 식물 섬유의 작용에 의해 억제된다. 그러나 식물 섬유가 결핍되면 장내 세균이 비타민B군 생성을 억제하여 B군의 결핍을 초래하기 때문에 신경 불안 상태가 악화된다. 식물 섬유는 무나 당근과 같은 근채류(根菜類)와 해조류(海藻類)에 풍부하게 들어 있다.

우리가 이미 잘 알고 있듯이 당질 · 단백질 · 지방 · 비타민 · 미네랄, 그리고 식물 섬유까지 6가지 영양소를 골고루, 균형 있게 섭취하는 것이 가장 기본이다.

■ 뇌의 활동을 활발하게 돕는 음식

뇌의 무게는 1.5kg 정도로 체중의 2% 정도에 불과하지만 소모하는 에너지는 하루 평균 300~500kcal로 20%가 넘는다. 뇌는 생각하고 또 생각하고, 판단하고, 창조하는 등 쉴 새 없이 활동하고 있기 때문이다. 더군다나 뇌는 상당히 '편식(偏食)'을 한다. 즉 뇌의 에너지원이 되는 것은 포도당(글루코오스)뿐이다. 성인 남자의 경우 하루에 약 120g의 포도당을 소비한다.

연료가 없으면 차가 움직일 수 없듯이 뇌도 포도당이 없으면 활동하지 못한다. 뇌가 꾸준히 활동할 수 있게 하기 위해서는 필요한 만큼의 연료, 즉 포도당을 충족시켜 주어야만 한다. 앞에서 식사의 절반 이상을 당질로 섭취해야 한다고 말한 것도 바로 당질이 뇌에 필요한 영양소이기 때문이다.

특히 아침을 거르고 공복 상태가 낮까지 지속되면 가장 타격을 입는 곳이 뇌이므로 반드시 아침을 먹어야 한다. 뇌의 에너지원은 포도당이지만 갑자기 혈당을 상승시키는 음식(탄산 음료 · 초콜

 수험생 밥상을 다시 차리자

릿·흰 빵·대부분의 패스트푸드 등)을 섭취하면 인슐린 분비가 순식간에 급증하고, 시간이 지나면 남은 인슐린이 다시 혈당을 낮춰 오히려 피로를 느끼게 하므로 천천히 혈당을 상승시키는 잡곡 등을 먹는 것이 더 좋다.

■ 기억력과 관련 있는 음식

여러 가지 연구 결과에 의하면 치매, 즉 저하된 기억력과 판단력을 개선해 주는 효과가 있는 식품이 있다고 한다. 그 물질은 바로 계란과 콩에 함유되어 있는 포스파티딜콜린(Posphatidyl-choline : 동식물과 효모, 곰팡이류에 널리 존재하는 인지질로, 레시틴이라고도 함)이다.

뇌는 신경 세포가 정보를 전달할 때 아세틸콜린(Acetylcholine)이라는 물질을 사용한다. 이 아세틸콜린을 합성할 때 재료가 되는 것이 바로 계란과 콩에 들어 있는 콜린(Choline)이다. 계란과 콩으로 만든 식품은 오래전부터 건강에 좋다고 알려져 있는데, 이 식품을 꾸준히 섭취하면 뇌의 정보 전달이 원활하게 이루어져 기억력이 향상된다고 한다.

비타민 역시 뇌 기능을 활성화하는 데 효과적인 영양소다. 활성산소(活性酸素 : 몸속으로 들어온 산소의 일부가 변화되어 만들어진

독성이 강한 산소)의 독성을 제거하는 효과가 뛰어난 성분이 바로
비타민A(베타카로틴 포함)와 C, E다. 그중에서도 특히 비타민E
는 알츠하이머형 치매의 발병을 예방하는 효과가 있다. 쥐를 이
용한 실험 결과에 의하면 기억력과 사고 능력을 향상시키는 데
효과적이라고 한다. 한마디로 비타민E는 뇌 기능 향상 측면에서
주목받고 있는 영양소다. 주로 정제되지 않은 곡류·소와 돼지의
간·녹황색 채소를 통해 섭취할 수 있다.

　각각의 영양소의 기능과 효과에 대해서는 2장과 3장에서 자세
히 소개할 것이다.

■ 불안을 잠재우는 음식

　수험생이 겪는 심리적 스트레스는 자율 신경을 흐트러뜨려 몸
과 마음을 해친다. 이럴 때는 마음의 안정이 가장 큰 약이 되므로
신경 안정 작용이 있는 영양 성분의 섭취로 예방에 힘써야 한다.
증세를 잠재우는 대표적인 영양 성분은 칼슘으로, 흥분과 긴장을
풀어 주고, 심신을 편안하게 해 준다.

　뼈째 먹는 생선·우유·해조류·참깨 등을 적극적으로 섭취하
여 불안 증세를 해소해 주는 것이 좋다. 우유를 마시면 설사를 하
는 사람은 천천히, 조금씩 마시면서 습관을 들이거나 유당을 줄

인 우유를 마신다. 치즈 또는 요구르트로 만든 유제품을 섭취하는 방법도 있다.

필수 아미노산인 트립토판(Tryptophane)에도 신경 안정 효과가 있다. 이것은 우유에서 발견된 아미노산으로, 진통 · 최면 · 신경 안정 등의 작용을 하는 세로토닌(Serotonin)이라는 신경 전달 물질의 성분이다. 단백질 식품에 함유되어 있는데, 특히 우유 · 계란 노른자 · 치즈 · 땅콩 · 아몬드 등에 풍부하다.

■ 오래 씹으면 머리가 좋아진다

음식물의 소화와 분해는 맛있는 것을 본다거나 냄새를 맡은 그 순간부터 시작된다. 맛있는 음식을 보면 자연스럽게 입 안에 침이 고이기 시작할 것이다. 그러면 음식물은 입 안에서 타액과 섞여 씹히면서 분해를 시작한다. 이때 타액에 포함되어 있는 '프티알린(Ptyalin)' 이라는 효소에 의해 당질의 일부를 분해하는 것이다.

옛날 사람들은 한끼의 식사를 40분이나 되는 시간 동안 약 2,000번을 씹어 먹었다고 한다. 그러나 요즘 젊은이들의 식사 시간은 겨우 10분, 씹는 횟수는 약 500회로, 1/4 수준으로 감소했다. 그 결과 요즘 사람들은 턱의 형태까지 작아졌다.

그렇다면 '씹는다' 는 것의 효과는 무엇일까? 우선 타액과 음식물이 만났을 때 위에서의 소화 활동을 돕는다. 또 턱을 잘 움직이게 하여 뇌의 신경에 자극을 주어 신경 전달 물질이 활발하게 움직이게 한다. 그렇기 때문에 씹으면 씹을수록 머리가 좋아지는 것이다. 한번 입에 들어간 음식은 최소한 20회는 씹어야 한다. 확실하게 씹어서 삼키는 것으로 손발 구석구석까지의 세포가 활성화된다. 반대로 부드러운 음식을 그냥 삼키면 기력이나 지력이 떨어진다. 그러므로 입에 들어간 음식은 20회 이상 씹어서 충분히 소화시키고 분해하는 것이 중요하다. 수험생은 누구보다도 많이, 부지런히 씹어 먹자.

■ 신맛 음식이 피로 물질을 분해해 준다

흔히 우리는 단것이 피로를 풀어 준다고 알고 있다. 종종 피로를 풀기 위해 사탕을 입에 물고 있는 사람들을 볼 수 있는데, 문제는 단 과자에 사용되는 설탕은 포도당 덩어리라는 것이다. 소장에서 흡수되면 수십 초 만에 혈액 속에서 포도당으로 나타난다. 그 즉각적인 효과는 정말 놀라울 뿐이다. 밥, 빵, 감자류와 같은 복합 탄수화물에 비해 다 써 버린 에너지를 바로 회복시켜 주므로 언뜻 보기에는 좋아 보일지도 모른다.

미국에서는 당분이 높은 청량음료나 과자를 먹은 뒤에 더 긴장

     수험생 밥상을 다시 차리자

감이 높아진다는 이유로 설탕을 '슈거 하이(Sugar High)' 또는 '드러그(Drug)'라고 부른다.

'정말 그렇게 효과가 빠르다면 과자를 많이 먹여야지.' 그러나 절대로 드러그에 속으면 안 된다. 순간적으로 회복률이 높다는 꾀임에 빠져 아이가 피곤해할 때마다 설탕을 먹게 하면 뇌에 막대한 손상을 입힐 수 있다. 설탕은 일시적으로는 혈액 속의 포도당 농도를 높여 주지만 지나치게 많은 양의 당분이 몸속에 들어감으로써 인슐린의 과잉 생산을 초래하게 된다. 이렇게 되면 잠시 동안은 이 상태를 유지해 가지만 결국에는 췌장이 지나치게 피곤해져서 필요한 인슐린도 생산해 내지 못하는 지경에 이른다.

이런 상태가 오랫동안 지속되면 '저혈당증'이 오게 되어 얼이 빠진 듯한 상태가 되거나 성격이 난폭해질 수도 있다. 자녀가 공부 때문에 피곤해한다면 신것을 주도록 하자. 구연산은 몸을 원래의 약산성으로 회복시켜 피곤함을 신속하게 풀어 주어 병을 예방하는 효과가 있다. 몸속에는 '구연산 회로'라는 대사 회로가 있어서 보통은 계속해서 빙글빙글 돌고 있는데, 피로가 오면 필빈산이 회로에서 떨어져 나와 집성 포도당으로 변해서 피로 물질인 '유산'으로 체내에 축적되어 버린다. 이때 구연산이 많은 감귤류나 주스, 사워드링크(Sour Drink) 등을 먹게 되면 구연산이 피로 물질과 유산의 근원인 집성 포도당을 분해해 준다.

피로할 때는 신것을! 이것이 수험생을 위한 새로운 상식이다.

■ 이것이 바로 수험생 음식!

두뇌를 가장 많이 쓰는 수험기에는 영양소의 효과를 극대화하는 성분을 보강하는 것이 좋다. 수험생에게 가장 좋은 것은 다양한 음식을 골고루 먹는 것이다. 하지만 스트레스가 심하고 바쁜 일정에 쫓기는 입장에서는 이것저것 다 준비하기가 쉽지 않으므로 필요한 영양소가 빠지지 않게 식단을 구성하는 지혜가 필요하다. 다음은 일상생활 속에서 접할 수 있는 효과적인 음식이다.

쌀(현미), 벌꿀 : 당질 식품으로, 뇌에 에너지를 제공한다.

계란 · 콩 : 기억력을 강화하는 단백질을 제공한다 .

등 푸른 생선 : 학습 능력을 향상시키는 DHA가 풍부하다.

간 · 어패류 · 해조류 : 비타민B_{12}가 풍부하여 집중력을 높인다.

녹황색 채소 · 콩나물 · 참깨 · 들깨 : 비타민B_1과 칼슘으로 스트레스를 해소하고 의욕을 불어넣는다.

콩 · 뼈째 먹는 생선 : 혈액 순환을 좋게 하여 두뇌 활동을 활발하게 한다.

견과류 · 녹차 : 뇌 기능 저하를 방지하는 비타민E와 항산화 물질이 풍부하다.

카레 · 김치 : 뇌에 자극을 주어 정보 처리 능력을 높인다.

레몬(구연산) : 피로를 즉시 풀어 준다.

 수험생 밥상을 다시 차리자

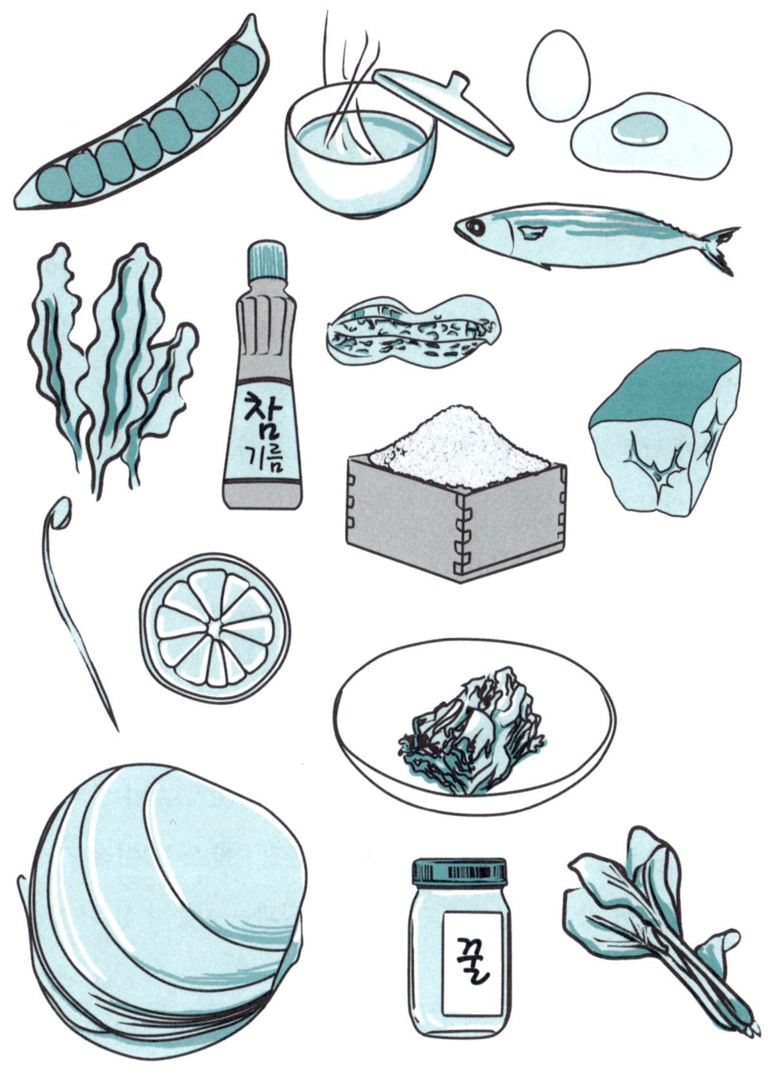

이것이 바로 수험생 음식!
현미 · 벌꿀 · 계란 · 콩 · 등 푸른 생선(고등어) · 간 · 조개 · 해조류 · 시금치 · 콩
나물 · 참기름 · 견과류 · 녹차 · 김치 · 레몬

쌀(현미)

쌀의 주성분은 녹말로, 74% 이상이나 되어 인체가 필요로 하는 에너지를 쉽게 공급해 준다. 이 녹말은 질이 좋아 소화 · 흡수율이 100%에 이르며, 6%의 단백질을 가지고 있어 그 영양적 질이 식물 가운데 으뜸이다. 나트륨과 지방이 적고 콜레스테롤이 들어 있지 않아서 비만을 걱정하는 사람이나 다른 곡물로 인해 알레르기를 일으키는 사람에게 최고의 식품이다.

맛이 담백하며, 오래 먹어도 물리지 않는 특징을 가지고 있다. 한때 쌀이 좋지 않은 식품인 것처럼 오해를 사기도 했지만 쌀은 여전히 곡식 중에서 최고다.

벌꿀

꿀의 전체 성분 중 약 78%를 차지하는 당질은 과당 47%, 포도당 37% 정도로 이루어져 있어 소화율이 좋고 흡수가 잘된다. 수분 · 단백질 · 무기질 · 비타민 · 방향 물질 · 왁스 등 여러 가지 성분이 들어 있어 설탕이나 단순한 포도당과는 성분과 성질이 다르다.

특히 꿀에 들어 있는 다양한 비타민과 무기질은 몸속에 흡수되어 상승 작용을 하기 때문에 뇌의 에너지로 당질이 필요한 수험생에게는 최고의 식품이다.

 수험생 밥상을 다시 차리자

계란

계란은 성장과 노화 방지에 빼놓을 수 없는 필수 아미노산인 리신(Lysine), 메티오닌(Methionine), 트립토판 등을 골고루 가지고 있는, 천연 식품 가운데 최고의 단백질 식품이다. 소화, 흡수도 매우 잘되는 식품으로, 비타민C를 제외한 모든 비타민이 들어 있으며, 특히 B_2가 풍부하다.

계란 노른자에는 레시틴이라는 인지질이 많이 들어 있다. 레시틴은 우리 몸의 각 조직에 함유되어 있으며, 신경계를 구성하는 중요한 물질이다. 레시틴이 부족하면 뇌 기능이 저하되어 기억력과 집중력이 떨어지고, 치매의 원인이 될 수도 있다. 또한 레시틴에는 유화(乳化) 작용이 있어서 혈액 순환이 원활해져 산소와 영양소를 온몸에 보내 전신에 활력을 준다. 따라서 적당량의 계란을 꾸준히 먹으면 기억력과 집중력이 높아진다.

콩

《본초강목》에는 '콩을 오랫동안 섭취하면 안색이 좋아지고 흰 머리가 검은색으로 변하며, 늙지 않고 피를 돌게 하며, 모든 독을 풀어 준다'고 적혀 있다. '피를 돌게 하고 모든 독을 풀어 준다'는 것은 콩에 콜레스테롤이 없고, 올레산(Oleic acid)과 리놀렌산(Linolenic acid), 리놀산(Linoleic acid) 같은 지방산이 많음을 뜻한다. 이들은 혈관벽에 들러붙어 있는 콜레스테롤을 제거하여 동맥 경화를 예방해 준다.

인지질인 레시틴도 들어 있어서 콜레스테롤을 억제하고, 유화 작용을 통해 세포와 동맥벽에 붙어 있는 해로운 콜레스테롤(LDL)을 제거해 준다. 레시틴은 뇌와 간장에 많이 함유되어 있는 성분으로, 간장 보호와 치매 예방에도 중요한 작용을 한다. 콩의 식이섬유소는 배변을 증진시키고 항암 효과를 발휘하며, 간에서 콜레스테롤의 합성을 방해하는 효과도 있다.

콩 사포닌은 노화를 촉진하는 과산화 지질의 생성을 억제하여 고혈압과 고지혈증, 동맥 경화를 개선하며, 지방 대사를 촉진하여 비만을 예방하는 데도 효과적이다. 콩 이소플라본(Isoflavone)은 성호르몬을 활성화하는 작용을 한다.

등 푸른 생선 – 고등어 · 정어리 · 청어 · 전갱이

등 푸른 생선은 오메가-3 지방산인 EPA와 DHA 등의 함량이 아주 높다. 이 오메가-3 지방산은 유방암과 췌장암, 그리고 대장암 등에 효과가 있는 것으로 알려져 있는 성분이다. EPA는 고등어 · 정어리 · 참치 · 꽁치 등의 수산 식품에만 존재하는 특수한 지방산으로, 동맥 경화 · 고혈압 · 혈전증 등과 같은 생활습관병을 예방하고 치료하는 효과가 있다.

한편 등 푸른 생선에는 잘 알려진 DHA와 EPA 외에 DPA라고 하는 성분도 함유되어 있다. 동맥 벽을 부드럽게 하고 불순물을

    수험생 밥상을 다시 차리자

씻어 내는 데 필수적인 지방산의 일종인 DPA는 어린아이와 수험생에게 특히 좋다. 신경 조직과 뇌세포를 활성화하고 망막 세포의 기능을 도와주며 체력을 증진시켜 주기 때문이다. 그 밖에도 DPA 계열의 불포화 지방산은 유방암 · 폐암 · 췌장암의 예방에도 효과가 있다.

간

'빈혈에 좋은 식품' 하면 바로 떠오르는 것이 간이다. 대표적인 간으로는 소와 돼지, 닭의 간으로, 모두 양질의 단백질과 지질, 항산화 능력이 강한 비타민A, B_1, B_2 외에 철은 물론 동물성 식품에는 적은 비타민C도 다량 함유되어 있다. 간의 철은 흡수율이 높은 햄 철(heme iron)이다. 게다가 피를 만드는 데 없어서는 안 되는 비타민B_{12}와 구리도 풍부해서 위장이나 간장 장애로 인한 악성 빈혈에도 효과가 있다.

비타민A의 함유량은 당근의 10배로, 하루에 간을 5g만 먹어도 비타민A 하루 필요량을 충족시킬 수 있다. 단백질 함유량 역시 살코기보다 높다. 게다가 비타민과 구리 · 망간 · 인 · 칼슘 등 무기질도 풍부해 빈혈이나 기력 회복에 더없이 적합하다. 따라서 수험생은 물론 어린이 · 임산부 · 성인 남성 누구에게나 좋다. 미식가의 나라인 프랑스에서도 최고로 꼽는 음식이 거위 간을 조리한 포아그라(Foie gras)인 것을 보면 맛과 영양 면에서 고급 요리임에 틀림없다.

반면 간을 먹는 데는 몇 가지 문제가 있다. 여러 가지 효소가 많아서 상하기 쉽고, 기생충 염려가 있으므로 날것으로 먹지 말고 익혀서 먹는 것이 좋다.

가정에서는 간단하게 쇠고기 간으로 튀김이나 스테이크를 해 먹는 방법이 있다. 단, 감이나 곶감과 함께 먹으면 떫은 맛을 내는 탄닌 성분이 간에 풍부한 철분과 결합해 배설되므로 주의해야 한다.

해조류

해조류는 신선한 바다의 맛을 지닌, 영양이 풍부한 식품이다. 일반적으로 단백질이 10% 정도 함유되어 있으며, 당질은 30~40% 정도 들어 있으나 식물성 섬유질이라 칼로리는 거의 없다. 건강에 필수적인 여러 가지 무기염류가 많이 들어 있으며, 단백질 같은 신체 구성 영양소도 함유하고 있다. 김·미역·다시마 같은 해조류는 칼륨 이온이 많이 들어 있는, 화학적으로 대단히 우수한 알칼리성 건강 식품이다.

해조류는 식물성 섬유질이라는 점에서 생활습관병을 예방하는 건강 식품으로 효과가 있다. 해조류에서 발생되는 이온은 체내의 산성 노폐물과 결합하여 배설되기 때문에 물질대사 작용에 절대적으로 필요하다. 이처럼 해조류는 노폐물의 직접적인 배설은 물

 수험생 밥상을 다시 차리자

론 이차적으로 발생할 수 있는 독성 제거에도 크게 기여한다. 해조류가 건강식품으로서 뛰어난 기능을 지니는 이유는 양질의 식물성 섬유인 알긴산(Alginic acid)을 많이 함유하고 있기 때문이다. 특히 이것은 대장의 연동 운동을 도와 변비를 해소해 준다. 해조류에는 칼슘 이온(Ca^{2+})이 많이 포함되어 있어서 골다공증이나 골연화증을 예방해 주고 노화를 막는 효과가 있다. 또 해조류에 풍부한 요오드 성분은 식욕을 촉진하고 갑상선 부종을 막아 주며 머리카락을 부드럽게 한다. 또 식이섬유질은 대장의 연동 운동을 촉진하여 노폐물의 배설을 원활하게 유도한다.

녹황색 채소

채소는 이용 부분의 색깔에 따라 시금치 · 풋고추 · 부추 · 쑥갓 · 상추 · 깻잎 · 근대 · 아욱 · 피망 · 늙은 호박 · 당근과 같은 녹황색 채소와, 무 · 양배추 · 양파 · 양상추 · 셀러리와 같은 담색 채소로 나눌 수 있다.

녹황색 채소 가운데서도 녹색을 띠는 채소에는 엽록소가 많이 들어 있다. 엽록소는 열을 받거나 산에 닿으면 황색으로 변하는데, 소금을 넣으면 녹색이 유지된다. 녹황색 채소에는 카로티노이드(Carotinoid), 비타민C, 기타 무기질이 들어 있다. 이들 중 가장 많이 들어 있는 카로티노이드는 동식물에 많이 분포하는 색소로, 천연으로 얻는 것은 혼합물의 경우가 많으며 분리할 수 없다.

또한 물에 녹지 않고 지방에 잘 녹으며 황색에서 적색 또는 보라색이 된다. 그러나 분리가 가능한 베타카로틴은 몸속에서 비타민 A로 변하므로 비타민A의 좋은 공급원이 된다. 또한 무청·고춧잎·시금치·호박잎·쑥 같은 녹황색 채소에는 비타민C가 많이 들어 있다.

그밖에도 식생활에서 부족되기 쉬운 칼슘과 칼륨 같은 무기질도 많아 육류와 곡류 같은 산성 식품을 중화하는 구실도 한다. 또한 채소는 종류에 따라 독특한 맛과 향기가 있어서 식욕을 증진시키며 채소에 많이 들어 있는 셀룰로오스(Cellulose : 섬유소)는 소화를 돕는 효과가 있다. 곡류·생선류·고기류 등은 산성 식품인 데 비하여 채소는 대부분이 알칼리성이므로 충분한 양의 녹황색 채소를 먹어야 한다.

참깨

참깨는 색깔에 따라 검정깨·흰깨·누런깨 등으로 구별한다. 보통 단백질 19.4g, 지방 50.9g, 당질 14.2g, 섬유 2.9g, 칼슘 630㎎, 철분 16㎎, 비타민B_1 0.5㎎이 들어 있으며, 열량은 100g을 기준으로 약 590cal나 된다.

그중에서도 흑임자(黑荏子)로 불리는 검정깨는 흰깨에 비해 섬유가 11%나 되고 칼슘이 1,100㎎%나 될 정도로 깨 중에서도 영양 성분이 특히 우수하다.

   수험생 밥상을 다시 차리자

들깨

들깨는 영양가가 매우 우수한 식품으로서 신경과 두뇌를 많이 쓰는 수험생에게 효능이 좋다. 피부가 거칠고 주근깨나 기미가 많은 여성, 머리카락에 윤기가 없는 사람에게도 좋은 식품이다. 또한 들깨에는 비타민이 골고루 들어 있어서 체력이 떨어졌을 때 기운을 북돋워 주는 역할을 하며, 떨어진 입맛을 돋우어 주기도 한다. 자양 강장제로서도 효험이 크다.

뼈째 먹는 생선

우유 및 유제품과 함께 성장기에 있는 청소년들에게 빠지지 않고 추천되는 식품이 바로 뼈째 먹는 생선이다. 칼슘의 흡수율로 따지자면 우유나 유제품에 비해서는 떨어지지만 뼈째 먹는 생선 역시 우리 몸에 꼭 필요한 칼슘이 많이 함유되어 있다. 특히 우유나 유제품처럼 가공 과정을 거치지 않고 식품을 직접적으로 섭취할 수 있다는 것이 장점이 있다. 멸치나 뱅어포는 특별한 조리 과정 없이도 쉽게 섭취할 수 있는 대표적인 뼈째 먹는 생선이다. 그밖에 정어리나 다른 생선의 경우에는 뼈와 살을 함께 다져 요리에 이용하면 칼슘을 더욱더 많이 섭취할 수 있다. 생선 뼈 요리에 식초를 첨가하면 칼슘 용출량이 20~100배 정도 증가한다고 하므로 참고하는 것도 좋을 것이다.

견과류

잣·밤·은행·호두·아몬드·호박씨 등의 열매를 통틀어 견과류라고 하는데, 이 견과류는 예부터 자양 강장에 좋은 식품으로 알려졌다. 질 좋은 단백질과 불포화 지방산이 듬뿍 들어 있을 뿐만 아니라 비타민과 미네랄도 풍부하다. 머리를 좋게 하고 살결을 곱게 하며 머리카락을 검게 해 주는 효능도 있다. 또 이뇨 작용이 있고 신장을 강하게 해 주며 신경 쇠약, 불면증, 기관지 천식에 좋다.

특히 불포화 지방산은 혈압을 내려 주고 피부를 윤택하게 해 주기도 한다. 뇌신경 쇠약에도 효과가 있다. 과자 대신 간식거리로 좋으며, 입맛을 잃었을 때나 병후 회복기에 죽거리로 좋다.

녹차

차의 품질은 원료인 잎에 따라 좌우된다. 새순이 아닌 많이 자란 잎은 수량은 많지만 일등품은 만들 수 없다.

카페인(3%)·테아닌·타닌·세키세놀(靑葉 : 알코올)과 특유한 향기 성분이 있다. 색소에 관계하는 성분으로는 엽록소, 카로티노이드 등이 많고 비타민C가 150~500mg 들어 있다. 그밖에 비타민B_1, B_2·니아신(Niacin)·판토텐산(Pantothenic acid)·이노시톨(Inositol)·루틴(Rutin) 등의 영양소도 들어 있다.

 수험생 밥상을 다시 차리자

김치

우리의 전통 식이자 일상 식품인 김치는 영양 면에서 매우 우수한 식품이다. 주재료인 배추와 무·고추·파·마늘·생강 등에는 다양한 비타민이 풍부하게 함유되어 있기 때문에 비타민의 보고라 할 수 있다. 무엇보다도 고수·갓·무청·파 등과 같은 녹황색 채소가 많이 섞일수록 비타민A가 더욱 풍부해져서 쌀밥을 주식으로 하는 경우 부족해지기 쉬운 비타민B_1의 흡수에 도움이 된다.

특히 김치 양념으로 쓰이는 동물성 젓갈에는 아미노산이 풍부하여 곡물을 주식으로 하는 식단에서 부족해지기 쉬운 단백질을 보완하는 역할을 한다. 김치가 익는 과정에서 젓갈의 단백질이 아미노산으로 분해되고 뼈도 녹기 때문에 칼슘의 공급원으로도 훌륭하다.

또한 주원료로 사용되는 녹황색 채소에 함유된 칼슘·구리·인·철분·소금 등은 인체에 필요한 염분과 무기질을 함유하고 있어서 체액을 알칼리성으로 만드는 중요한 역할을 한다. 육류나 기타 산성 식품을 과잉 섭취했을 때 혈액의 산성화로 일어나는 산중독증을 예방해 주는 좋은 알칼리성 식품이다.

김치의 숙성 과정에서 생기는 젖산균은 좋은 맛을 낼 뿐만 아니라 유해한 병원균을 억제한다. 또 고혈압·당뇨병·소화기 계통의 암 등 생활습관병 예방에도 효과가 있다. 이 밖에도 김치류는 채소류의 즙과 식염 등의 복합 작용에 의해서 정장 작용을 한다. 위장 내의 단백질 분해 효소인 펩신(Pepsin) 분비를 촉진하며 장내 미생물 분포를 정상화한다.

카레

카레는 환절기처럼 식욕이 떨어지는 계절에 어울리는 음식이다. 카레의 향신료 중에 들어 있는 자극 성분, 특히 매운맛 성분은 식욕 증진에 큰 효과를 나타낸다. 카레 가루는 커큐민(Curcumin)·터머릭(심황)·고수 등 10여 가지가 넘는 강한 향신료로 구성되어 있다. 카레를 구성하고 있는 천연 향신료 성분은 위장을 튼튼하게 해 주며 항산화력과 항암 효과까지 지니고 있다. 특히 커큐민은 심황의 70%를 차지하는 황색 색소로, 간장 세포를 활성화하고 체내에서 강력한 항산화 물질로 변환되어 암을 억제해 준다고 한다.

레몬

레몬에는 기침·감기·인후염·독감 등의 감염성 질환을 예방하고 병의 회복을 돕는 비타민C가 풍부하다. 또 비타민C의 보조 역할을 하며 모세 혈관을 튼튼하게 하는 천연 비타민P와 구연산도 풍부하다. 또한 비타민A와 B, 바이오플라보노이드 같은 항산화 물질과 암 유발 화합물의 작용을 막아 주는 리모넨(limonene)

   수험생 밥상을 다시 차리자

이 들어 있다. 레몬 과육에 들어 있는 펙틴은 콜레스테롤 수치를 낮추어 동맥 질환을 예방한다.

레몬은 딸꾹질 · 가슴앓이 · 구역질 · 변비 · 장의 기생충 퇴치 · 소화 기관 질환의 증상을 완화하는 데도 좋다. 장과 방광에서 독소를 제거하는 이뇨 효과 또한 뛰어나다. 그러나 레몬은 그대로 먹기에는 너무 시어서 방향(芳香) 에센스로 많이 쓰인다. 얇게 저며 홍차에 띄우거나 생선구이 또는 생선국 양념장에 곁들이는 것도 좋은 방법이다.

수험생이 결코 먹어서는
안 되는 것들

■ 패스트푸드는 영양 제로

대도시의 지하철 역 근처에는 반드시 패스트푸드점이 자리잡고 있다. 아파트가 밀집해 있는 곳에서도 패스트푸드점은 아이들로 북적거린다. 유일하게 불황을 타지 않는 업종이라고 해도 될 정도로 매출이 쑥쑥 오르고 있다.

또, 자동 판매기에서 시원한 음료수나 커피를 뽑아 마시는 것은 이제 전혀 생소한 일이 아니다. 버스 정류장, 지하철 역 어디서나 몇 개의 동전으로 청량음료를 즐길 수 있다.

편의점은 또 어떤가. 인스턴트 식품과 스낵을 쉽게 구해서 바로 그 자리에서 데워 먹을 수 있다. 24시간 영업하는 편의점에는 학원의 짧은 저녁 시간을 틈타 간식거리를 찾기 위해 몰려든 아이

수험생 밥상을 다시 차리자

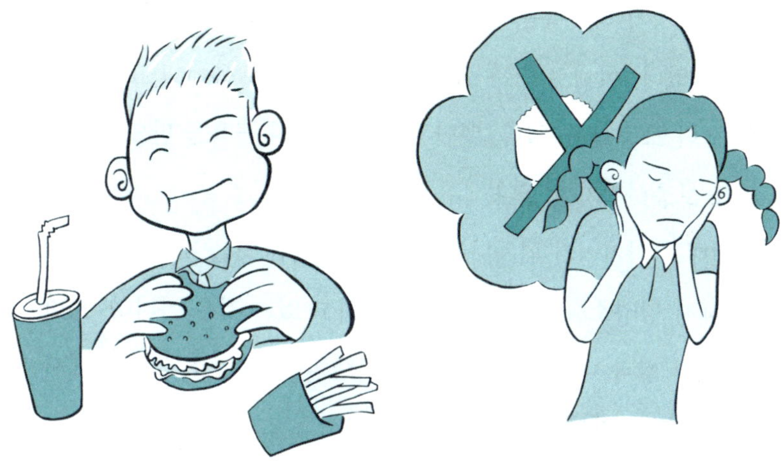

들로 북적거린다. 특히 아이들은 이런 인스턴트 식품을 매우 좋아하기 때문에 특별히 신경 쓰지 않으면 하루 세 끼 식사를 소홀히 하기가 쉽다.

패스트푸드점에서 파는 햄버거에는 지방만 가득할 뿐 비타민이나 미네랄은 거의 들어 있지 않다. 공장에서 가공된 주스를 많이마신다는 것은 그만큼 당분을 많이 섭취한다는 말이다. 인스턴트식품과 스낵에 들어 있는 영양가는 거의 제로에 가깝다. 영양가는커녕 오히려 몸에 좋지 않은 각종 식품 첨가물로 범벅되어 있다고 해도 지나친 말이 아니다. 성장기에 있는 아이들이 하루 세끼 밥 대신 건강에 좋지 않은 식품을 계속해서 섭취한다면 뇌에는 물론 몸에도 좋은 영향을 미칠 리가 없다.

성장기 여학생들의 다이어트 열풍도 문제다. 다이어트를 한다면서 갑자기 식사량을 줄이면 뇌의 유일한 에너지원인 당질을 얻을 수 없다. 야채로 만든 샐러드만으로는 뇌와 몸에 필요한 미네랄을 다 보충할 수 없다. 뿐만 아니라 혈액과 근육을 만드는 단백질도 보충하기가 힘들다.

현대는 먹거리가 넘쳐나는 시대다. 하지만 먹을 것이 풍부하다고 해서 영양소까지 균형 있게 섭취하고 있는 것은 아니다. 오히려 거친 쌀과 나물로 목숨을 유지하던 때가 영양소 섭취 면에서는 차라리 나았다는 연구 결과도 있다.

밥을 주식으로, 생선과 야채를 부식으로 하여 여러 가지 영양소를 균형 있게 골고루 섭취하던 과거의 식사는 뇌뿐만 아니라 건강에도 좋았다. 맛있고 간편하다는 이유로 한끼 대용식이 되기에 충분한 햄버거를 먹고 있는 아이들을 보면 안타깝다.

음식은 가정 생활에서 무엇보다도 우선되어야 하는 부분이다. 특히 수험생을 둔 부모라면 자녀가 원기를 회복하고 건강한 생활을 유지할 수 있도록 식생활에 큰 관심을 가져야 한다.

■ 카페인과 청량음료는 끈기와 인내력을 말살한다

무더운 여름에 한 잔의 톡 쏘는 청량음료가 주는 시원한 유혹을 물리치기란 그리 쉽지 않다. 그러나 습관적으로 섭취하는 카페인은 성장 장애는 물론 학습 장애·신경 과민·불면증 등을 유발한다. 카페인이 든 음료는 아이스크림과 냉커피·커피 우유·드링크·청량음료 등 셀 수 없이 많다.

우리나라의 경우 청소년들은 언제, 어디서든 카페인 음료를 사서 마실 수 있다. 곳곳에 놓여 있는 자동 판매기를 통해서도 누구나 카페인이 든 음료를 쉽게 구입할 수 있다.

카페인은 중추 신경계를 자극하여 각성제 역할을 하는 물질로, 청소년들이 이를 과다 섭취할 경우 안절부절못하고, 신경질적이 되며, 흥분하는 일이 잦아진다. 또 잠을 이루지 못하는 등 청소년들의 신체적·정신적 건강에도 나쁜 영향을 미친다. 수면 패턴의 변경에 따른 만성 수면 장애가 일어나거나 운동 신경이 둔해질 수도 있다.

섭취된 카페인은 소장에서 빠르게 흡수돼 심장 박동과 기초 대사율을 증가시키고 위산 분비를 촉진하며, 신장의 이뇨 작용을 활발히 해 소변량을 늘리기도 한다. 또 혈관을 수축 또는 팽창시키기도 한다. 따라서 신경 조직이 발달하는 과정에 있는 아이와 수험생에는 카페인이 독이라 해도 과언이 아니다.

카페인 함량은 음료마다 다른데, 일반적으로 인스턴트 커피 1잔(170ml)에는 65~100㎎, 원두 커피 1잔에는 24~39㎎, 콜라 1캔(250ml)에는 30~40㎎의 카페인이 함유되어 있다.

성장기 어린이의 경우 1일 카페인 섭취량이 100㎎을 넘을 때,

청소년은 200㎎ 이상일 때 카페인 중독의 초기 증상이 나타난다
고 한다. 카페인 급성 중독 증상은 식욕 부진·불안·메스꺼움·
구토·정신 착란 등이며, 이런 중독은 불안·불면·탐닉 또는 중
독·금단 증상 등 비정상적 신체 행동의 원인이 되기도 한다. 또
중독이 만성화되면 신경 과민·근육 경련·불면증 및 심계 항진
등의 증상이 나타나기도 한다.

이런 증상 외에도 카페인이 어린이나 청소년들에게 결정적으로
해로운 것은 성장의 필수 요소인 칼슘과 철분을 몸 밖으로 배출
시키기 때문이다. 카페인을 많이 섭취할 경우 소변으로 다량의
칼슘이 빠져 나가 뼈 건강에 좋지 않은 영향을 끼치고, 이런 상태
가 계속되면 청소년 골다공증의 위험이 증가한다.

사실, 기호품으로 우리 생활에 자리잡은 카페인을 전혀 섭취하
지 않기란 쉽지 않다. 따라서 지나친 복용에 따른 부작용이나 중
독을 막기 위해서는 카페인 섭취량을 서서히 줄이거나 다른 건강
음료로 대체하는 것이 바람직하다. 특히 자판기 커피는 하루 2잔,
인스턴트 커피는 하루 3잔, 콜라는 3캔 이상 마시지 않도록 해야
한다. 카페인 섭취를 중단하거나 감량할 경우 초기에는 강한 섭
취 욕구가 생기지만 4~10일 정도 지나면 욕구가 점차 사라진다.
따라서 수험생 자녀를 둔 부모는 카페인이 든 청량음료를 대체할
수 있는 음료를 집에서 직접 만들어 주는 것이 바람직하다. 예를
들어 다섯 가지 맛이 조화를 이루는 오미자 음료나 달콤하고 소

 수험생 밥상을 다시 차리자

화도 잘되는 식혜, 수정과는 맛도 좋고 몸에도 좋은 건강 음료다.
만일 직접 만들기가 쉽지 않다면 유기농 과일 농축액 등을 구입
하여 시원한 얼음물에 타 주는 방법도 있다.

2

수험생의
두뇌를 좋게 하는
3대 영양소

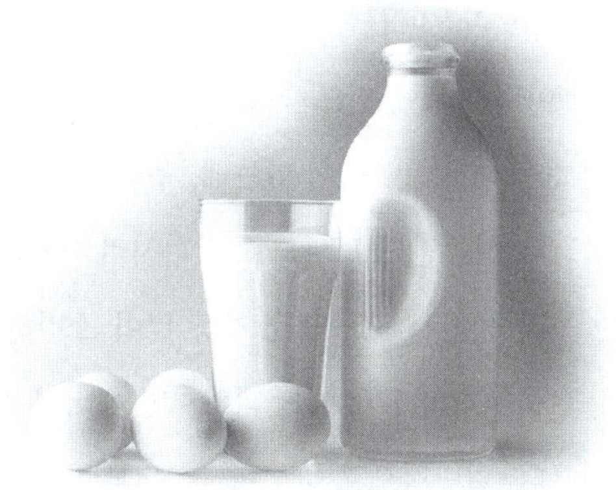

당질,
뇌를 움직이는
유일한 에너지

■ 밥이 주는 놀라운 힘

밥의 양이 줄면 뇌가 쉽게 피곤해지고 집중력도 떨어진다

김이 모락모락 나는 따끈따끈한 쌀밥을 머릿속에 떠올려 보자. 밥은 맛있을 뿐만 아니라 뇌에 반드시 필요한 식품이다.

밥에는 전분이 풍부하게 함유되어 있는데, 우리 몸은 전분을 소화, 흡수하여 당질의 일종인 포도당으로 변환시켜 에너지원으로 이용한다. 뇌는 우리 몸에서 포도당을 가장 많이 소비하는 기관이다. 무게는 비록 몸무게의 1/50에 불과하지만 에너지 소비량은 전체의 1/5에 이른다. 일반적으로 하루에 약 120g 정도의 포도당이 필요한 것이다.

그런데 최근 들어 쌀 소비량이 감소하고 있다고 한다. 밥 대신

면이나 빵, 라면, 패스트푸드로 식사를 대신하는 사람들이 늘고 있기 때문이다. 다이어트를 한다는 이유로 밥의 양을 줄이거나 하루에 두 끼밖에 먹지 않는 사람이 늘어나고 있는 것도 쌀 소비량이 줄어드는 원인이다. 하지만 이는 뇌에 있어 치명적이다.

일단 밥의 양이 줄어들면 뇌를 움직이는 에너지인 포도당을 뇌로 보낼 수 없다. 그렇게 되면 뇌의 기능이 둔해지거나 사고 능력이 저하되고 집중력이 떨어진다.

특히 수험생은 하루 종일 공부를 하기 때문에 그만큼 머리를 많이 사용한다. 이는 그만큼 뇌의 피로가 심하다는 말도 되는데, 수험생일수록 포도당의 근원인 전분을 충분히 보충해 주어야 한다.

밥에는 기억력과 관계 깊은 물질이 들어 있다

밥은 기억력을 향상시켜 주는 기능이 있다. 밥에 들어 있는 포스파티딜콜린이라는 성분이 그것으로, 이것은 혈액 속의 콜린이라는 물질을 증가시켜 준다. 콜린과 포도당이 분해되어 생기는 활성 산소에 의해 뇌에서 만들어진 아세틸콜린은 기억력과 관계가 깊은 물질이다.

나이가 들어서 이른바 '노인성 치매' 증상이 나타나는 사람이 있는데, 그런 사람의 뇌를 조사해 보면 아세틸콜린이 많이 줄어든 것을 확인할 수 있다. 쥐를 이용한 실험을 통해서도 혈액 속의 콜린을 늘려 주면 학습 능력이 향상되고 뇌가 젊어진다는 결과를 얻었다. 아세틸콜린을 늘리기 위해서는 끼니를 거르지 않고 꼬박 꼬박 먹는 것이 좋다. 혈액 속의 콜린을 늘리는 데도 밥이 중요하다. 앞에서도 밝혔듯이 포스파티딜콜린은 콩과 계란에도 많이 들어 있다. 지금까지 우리가 아무 생각 없이 먹어 온 밥과 된장국, 콩, 계란은 모두 기억력 향상에 가장 좋은 식품들이었던 것이다.

아침밥은 반드시! 뇌의 영양 보충이 필수

그렇다면 밥은 하루에 얼마나 먹는 것이 가장 좋을까?

이미 말했듯이 뇌가 하루 동안 필요로 하는 포도당은 하루에 약 120g이다. 일반적으로 한 끼 식사를 통해 약 60g 정도의 포도당을 몸속에 축적해야 한다. 그런데 포도당을 에너지원으로 이용하는 것은 뇌뿐만이 아니므로 하루 두 끼의 식사로는 하루에 필요한 포도당을 모두 섭취하기가 쉽지 않다. 따라서 뇌를 활발하게 하여 학습 능력을 높이고 집중력과 기억력을 향상시키기 위해서는 하루 세 끼를 꼬박꼬박 챙겨 먹어야 한다. 특히 아침에는 반드시 밥을 먹어야 한다. 우리의 뇌는 잠을 자고 있는 동안에도 낮과 마찬가지로 에너지를 소모하기 때문에 아침에는 반드시 밥을 먹어 포도당을 보충해 주어야 한다.

젊은 사람들 가운데는 아침을 거르는 사람들이 많은데, 아침을 챙겨 먹지 않으면 포도당 부족, 즉 에너지가 모자라 뇌가 활발하게 움직이지 않는다. 단지 포도당을 보충하려는 목적이라면 파스

    수험생 밥상을 다시 차리자

타나 빵으로 식사를 대신해도 되지만 그것보다는 밥이 양질의 단백질을 더 많이 함유하고 있다. 기억력과 사고를 담당하고 있는 뇌내의 신경 세포의 기능을 높이는 데는 양질의 단백질을 섭취하는 것이 매우 중요하다.

■ 포도당이 뇌를 건강하게 한다

밥 대신 먹는 빵이 저혈당 증세를 불러온다

여대생을 대상으로 한 식생활 조사에 의하면 주식인 밥을 한 끼에 142g밖에 먹지 않는다고 한다. 여성뿐만 아니라 하루 에너지 섭취량에서 밥이 차지하는 비율이 점점 줄어들고 있다. 하지만 에너지의 절반 정도는 주식인 밥을 통해 보충하는 것이 좋다.

'밥 대신 빵을 먹기 때문에 충분하다'고 말하는 사람도 있다. 물론 밥과 빵은 같은 당질원이다. 그러나 입상(粒狀 : 알맹이 모양)인 밥은 빵에 비해 소화 시간이 길다. 그래서 당질로 소화, 흡수된 포도당은 혈액 속에서 천천히 흐른다. 이렇게 되면 혈액 속에 포함된 당질의 수치(혈당치)가 천천히 상승하여 안정된 상태를 유지할 수 있다. 그러나 빵은 소화되는 속도가 빠르기 때문에 밥에 비해 혈당치가 상승하는 속도 역시 빠르다. 이렇게 되면 몸속에서는 이것을 빨리 내려보내서 수치를 안정시키기 위해 인슐린이 다량 분비되고, 이는 결국 저혈당 증세로 이어진다. 저혈당 증상은 집중력 저하와 피로, 초조감 등을 유발한다.

요즘 사람들은 옛날 사람들에 비해 참을성이 부족하다는 말을 많이 듣는다. 그 이유 가운데 하나가 밥 먹는 양이 줄어들었기 때문이라는 연구 결과도 있다.

수험생에게는 초조함과 집중력 저하와 피로감이 최대의 적이다. 이렇게 되면 공부에 집중할 수가 없다. 혹시 당신의 자녀가 이런 증상을 보인다면 혈당치를 안정시켜 주는 밥을 꼬박꼬박 챙겨 먹고 있는지 반드시 점검해 보아야 한다.

뇌에는 에너지원을 비축해 둘 수 없다

인간이 살아가는 데 필요한 기초 대사나 활동에 필요한 에너지원이 되는 당질의 비율은 무려 55% 이상이다. 특히 뇌의 에너지가 되는 것은 당질밖에 없다. 그런데 우리의 몸은 이렇게 중요한 영양소인 당질을 아주 조금밖에 축적할 수 없기 때문에 꾸준히 보충해 주어야 한다. 하루 세 끼, 꼬박꼬박 밥을 챙겨 먹으라는 것도 모두 그런 이유에서다.

만일 한 끼 식사에서 밥이 차지하는 양이 적으면 그만큼 반찬을 많이 먹거나 고기의 지방분, 조리할 때 들어간 기름을 많이 섭취하게 된다. 그러나 이는 결국 비만으로 이어진다.

젊은 여성들 가운데는 다이어트를 한다는 이유로 밥의 양을 줄이는 사람이 많다. 그런데 사실은 체지방(體脂肪)을 분해하기 위해 뇌를 움직이는 데도 당질이 필요하다. 그러므로 갑자기 밥 섭취량을 줄여서는 안 된다. 또한 지방 섭취량이 증가하면 고지혈증이나 고콜레스테롤 혈증, 동맥 경화 등의 생활습관병에 걸릴 수 있다. 생활습관병은 나이가 든 사람만 걸리는 한정된 병이 아니다. 최근에는 고등학생은 물론 초등학생까지도 생활습관병에 걸리는 경우가 많다. 이는 분명 잘못된 식생활의 잘못 때문이다.

■ 밥을 꾸준히 먹으면 집중력이 향상된다

균형 잡힌 좋은 식사는 이렇게 한다

한 끼 식사에서 밥이 차지하는 비율은 반드시 절반 이상이 되어야 한다. 이것이 가장 중요하다. 나머지는 반찬으로 하되, 반찬의 절반은 야채류가 되어야 한다. 그중 1/4은 고기나 생선 등의 단백질 식품을, 나머지 1/4은 후식인 과일로 구성한다.

기름을 사용하여 조리하는 음식은 하루에 4가지 정도로 제한하는 것이 좋다. 단백질 식품을 섭취할 때는 고기만 편식하지 않도록 하고, 생선을 많이 먹는 것이 좋다. 생선에는 두뇌에 좋은 영양소가 많이 들어 있기 때문이다.

한 끼 식사에서 밥이 차지하는 비중은 굉장히 크므로 밥을 꼬박

꼬박 챙겨 먹으면 뇌가 활발하게 활동하여 집중력과 기억력이 향상된다.

밥을 지을 때는 다양한 재료를 섞어 뇌를 건강하게 한다

흰쌀밥도 좋지만 여러 가지 재료를 섞으면 영양가는 물론 건강에 미치는 효과도 크게 상승한다. 만드는 방법은 간단하다. 몸에 좋은 재료를 쌀과 함께 섞어 밥을 짓거나 밥 위에 얹어서 또는 밥과 함께 볶아 먹으면 된다.

특히 현미로 지은 밥은 건강에 매우 좋다. 현미는 벼에서 왕겨를 제거한 것이며, 백미는 현미에서 쌀겨와 배아를 제거하여 배유만을 취한 것이다. 쌀겨층과 배아가 남아 있는 현미는 백미에 비해 식이섬유와 비타민B_1, E가 무려 4배 이상, 비타민B_2와 지방, 철, 인은 2배 이상 많이 함유되어 있다.

비타민B_1은 탄수화물의 대사에 관여하는, 각기병 예방에 중요한 영양소다. 쌀겨층은 비록 소화되지 않는다는 단점이 있지만 식이섬유가 많이 포함되어 있다. 또한 현미에는 수용성·불용성 식이섬유가 모두 들어 있어서 변비 예방에 좋다. 쌀겨층과 배아에는 리놀산이 풍부하여 동맥 경화나 노화 방지에 효과가 있다.

 수험생 밥상을 다시 차리자

■ 벌꿀은 뇌의 활동성을 높이는 최고의 당질

분자가 작은 당질이기 때문에 영양 효율성이 뛰어나다

벌꿀은 영양가가 매우 풍부한 우수한 식품이다. 벌꿀이 몸에 좋은 이유는 그 속에 들어 있는 당질 때문이다. 당질은 우리가 몸을 움직일 수 있게 해 주는 연료 역할을 한다. 당질은 우리가 걷고 뛰고 일하고, 공부하는 데 없어서는 안 되는 중요한 성분이다.

당질도 그 종류가 다양하다. 예를 들어 백설탕에 들어 있는 당질은 분자가 크기 때문에 몸속에서 다시 한번 분해되지 않으면 에너지원으로 사용할 수가 없다. 이에 반해 벌꿀 속에 들어 있는 당질은 분자가 작은 과당과 포도당이기 때문에 몸속에서 다시 분해될 필요가 없다. 분해라는 과정을 거치지 않고 바로 에너지원으로 사용되기 때문에 매우 효율적이다.

대부분의 마라톤 선수들은 물을 마실 때 벌꿀이 첨가된 것을 마신다. 이는 벌꿀이 참가된 음료가 섭취 후 바로 에너지원으로 이용되기 때문이다.

초조함과 피로 회복에도 좋은 벌꿀

벌꿀에는 비타민B_1과 B_2가 함유되어 있다. 비타민B_1이 부족하면 쉽게 초조함과 피로감을 느낀다. 칼슘 부족도 초조함의 원인이 되는데, 벌꿀에는 칼슘도 들어 있다. 수험생의 경우에는 잠을 쫓기 위해 틈틈이 커피나 홍차를 마시는 경우가 많다. 이때 설탕 대신 벌꿀을 한 숟가락 정도 넣어 마셔 보자. 벌꿀에서 나는 향이 싫은 사람은 무당 요구르트에 섞어 먹으면 된다. 벌꿀은 설탕과 비교하여 상대적으로 칼로리가 낮기 때문에 다이어트에도 좋다.

뇌에 에너지를 공급해 주는 벌꿀 요리

벌꿀은 포도당과 당질이라는 양질의 영양소를 함유하고 있다. 당질은 분자가 작아서 몸이 흡수하기 쉽기 때문에 바로 뇌를 활발하게 해 주는 에너지원으로 이용된다. 또한 벌꿀은 밥의 당질을 에너지로 전환하는 데 반드시 필요한 비타민B_1도 함유하고 있다. 어떤 재료와도 잘 어울리므로 여러 가지 음식에 다양하게 이용하면 좋다.

■ 비타민B_1으로 당질의 효과를 높인다

비타민B_1은 두뇌를 많이 쓰는 사람의 필수 영양소

밥이 뇌에 좋다고 하여 무조건 밥을 많이 먹는다고 해서 그것이 모두 에너지로 이용되는 것은 아니다. 문제는 섭취한 영양소를 어떻게, 얼마나 잘 조화시키느냐에 있다.

쌀에 들어 있는 전분은 소화관 내에서 소화, 흡수되어 포도당으로 바뀌어 뇌로 운반된다. 뇌가 에너지원으로 사용하는 것은 이 포도당뿐이다. 그러므로 뇌가 활발하게 움직이게 하기 위해서는 뇌에서 포도당을 효율적으로 연소시켜야 한다. 특히 수험생처럼 하루 종일 머리를 사용해야 하는 경우에는 더더욱 그렇다. 그런 데 포도당이 연소될 때는 비타민B_1이 반드시 필요하다. 아무리 밥을 꼬박꼬박 먹는다고 해도 비타민B_1이 결핍된다면 아무 소용이 없다. 비타민B_1은 피로를 회복시켜 주는 효과가 뛰어나다. 또한 뇌와 신경에 필요한 에너지를 공급하여 뇌를 활성화시켜 줄 뿐만 아니라 소화를 돕고 성장을 촉진하기도 한다. 그러나 비타민B_1은 당질을 많이 섭취하면 파괴된다. 청소년들이 즐겨 마시는 청량음료나 라면, 스낵에는 당질이 많이 함유되어 있으므로 가능하면 이런 식품의 섭취는 피하는 것이 좋다. 비타민B_1은 주로 현미와 돼지고기에 많다고 알려져 있는데, 그뿐만 아니라 명란·전복·장어·붕어 등에도 많이 함유되어 있다.

백미를 효과적으로 섭취하는 방법

우리는 일반적으로 쌀이라고 하면 백미(흰쌀)를 떠올린다. 백미는 현미에서 꺼칠꺼칠한 쌀겨와 배아를 제거하여 먹기 쉽고 소화되기 쉽게 만든 것이다. 그러나 도정(搗精) 과정에서 제거되는 쌀겨에는 쌀알 전체의 43%, 배아에는 24%에 해당하는 비타민B_1이 함유되어 있다. 한마디로 백미는 도정 과정을 거치면서 약

70% 정도의 비타민B₁을 상실하는 것이다. 현미 100g에 함유된 비타민B₁은 0.41mg인 데 반해 백미에는 겨우 0.08mg으로 그 차이가 엄청나다. 그러므로 앞으로 백미를 먹을 때는 당질의 대사를 돕기 위해 비타민B₁을 보충할 수 있는 음식과 함께 섭취하는 것이 좋다. 비타민B₁을 많이 함유한 식품은 다음과 같다.

돼지고기 · 두부 · 연어 알젓 · 명란젓 · 장어 · 땅콩 · 콩류 · 표고버섯 · 마늘, 그리고 참깨도 대표적인 비타민B₁ 식품이다.

돼지고기에 싱싱한 야채를 함께 넣어 무치거나 구운 명란젓을 함께 먹으면 비타민B₁을 보충할 수 있을 뿐만 아니라 뇌에도 좋은 식사가 된다. 여기에 우유 한 잔을 곁들이면 더욱 효과적으로 비타민B₁을 보충할 수 있다.

먹기 쉽고 비타민B₁도 풍부한 발아 현미

현미밥을 먹고 싶어도 쌀겨의 꺼칠꺼칠함 때문에 현미를 피하는 사람들이 많다. 현미밥은 바로 쌀겨의 꺼칠꺼칠한 식감이 문제다. 다행히 요즘에는 현미를 발아시켜 영양을 강화하고 먹는 느낌까지 개선한 발아 현미가 나와 있다. 발아 현미는 현미에서 쌀겨를 제거한 것으로, 배아가 남아 있기 때문에 비타민B₁의 함유량이 백미보다 24% 정도 높다. 비타민E 함량도 백미보다 훨씬 높다.

무엇보다 현미에 적정한 수분과 온도, 산소를 공급해 싹을 틔웠

    수험생 밥상을 다시 차리자

기 때문에 현미가 가진 영양가가 그대로 살아 있다. 또한 외피의 섬유질이 백미처럼 부드럽다. 오랜 시간 물에 불리거나 압력솥에 익혀야 하는 번거로운 조리 과정도 필요 없다. 보통 씨앗이 발아 될 때는 비타민과 아미노산·효소 등 영양소가 증가한다. 발아 현미의 식이섬유는 과다한 영양소와 독소를 흡착해 배설시켜 주는 역할을 한다. 식이섬유·비타민·아미노산 등의 영양 성분까지 강화되어 있기 때문에 건강과 미용에 관심이 많거나 다이어트를 하는 사람들에게 인기가 많다.

밥과 함께 먹으면 좋은 비타민B$_1$ 요리

밥에서 만들어지는 당질은 뇌의 유일한 에너지원이지만 비타민 B$_1$과 함께 섭취하지 않으면 효율성이 떨어진다. 이처럼 식사는 항상 균형이 중요하다. 비타민B$_1$은 피로를 회복시켜 주고 과민해진 신경에 탁월한 효과가 있다. 특히 돼지고기에는 쇠고기의 10배나 되는 비타민B$_1$이 함유되어 있다. 비타민B$_1$이 함유되어 있는 대표적인 식품인 돼지고기와 두부를 이용한 음식을 만들어 먹으면 밥의 영양소가 뇌로 확실히 전달되는 데 큰 도움이 된다.

현미 볶음밥

피로 회복에 효과가 좋다

현미는 백미에 비해 식이섬유와 각종 비타민이 많아서 비타민을 많이 섭취할 수 있다. 그중에서도 당질의 대사에 관여하는 비타민B_1이 풍부해서 수험생에게 더욱 좋다. 계란 스크램블의 부드러운 맛과 멸치의 칼슘까지 동시에 섭취할 수 있는 요리다.

〔재료〕현미밥, 겨자, 무, 대파, 계란, 소금, 우유, 후추, 버터, 마른 멸치, 간장, 참깨

① 잘게 썬 겨자채와 무채를 넣고 볶은 다음 잘게 썬 대파를 넣고 다시 볶는다.

② 계란을 풀어 소금, 후추, 우유를 넣어서 섞는다.

③ 팬에 버터를 녹여 풀어 놓은 계란을 넣은 뒤 재빨리 나무 주걱으로 부드러운 반숙 상태가 될 때까지 휘저어 스크램블을 만든다.

④ 현미밥에 계란 스크램블을 넣고 밥알이 뭉치지 않게 볶는다.

⑥ 마른 멸치를 넣고 후추와 간장으로 간을 조절한 다음 마지막에 참깨를 뿌려 낸다.

콩나물밥

콩나물 하면 해장국이 먼저 떠오를 정도로 우리에겐 매우 친숙한 식품이다. 더구나 콩나물은 우리 민족만이 고유하게 먹어 온 지혜 식품으로도 잘 알려져 있다. 콩나물은 비타민C가 풍부하여 감기나 몸살 등에 탁월한 효과가 있다. 얼마 전에는 콩나물에 암을 예방하는 효과가 있다는 발표도 나왔다. 그 밖에도 생활습관병인 고혈압과 동맥 경화 · 비만 · 심근 경색 · 저혈압에도 효과적이다. 무엇보다 콩나물에는 뇌세포에 산소를 공급해 주는 사포닌과 비타민C, B군, A 등의 성분이 들어 있어서 뇌 기능을 향상시켜 준다.

〔재료〕 쌀, 콩나물, 쇠고기, 파, 마늘, 진간장, 참기름

① 쌀을 씻어 30분 정도 불린다.

② 콩나물은 다듬어서 깨끗이 씻은 다음 건져 놓는다.

③ 다진 쇠고기를 파, 마늘, 진간장, 참기름으로 양념해 물기 없이 볶는다.

④ 솥에 먼저 콩나물을 얹은 다음 그 위에 볶은 고기를 얹는다.

⑤ 적당한 분량의 쌀을 골고루 펴 얹은 다음 물을 넣고 끓인다.

⑥ 밥이 끓으면 잘 저어서 콩나물이 위로 오게 한 다음 뚜껑을 덮어 중간 불에서 끓인다. 밥물이 줄어들면 약한 불로 뜸들인다.

⑦ 양념장을 곁들인다.

야채 생굴밥

칼슘 흡수를 도와주는 굴과 각종 야채의 비타민을 동시에 섭취한다

굴은 '바다의 우유'라고 불릴 정도로 영양소가 균형 있게 들어 있는 완전 식품이다. 특히 굴에 들어 있는 타우린 성분은 콜레스테롤을 낮추는 효능이 있는 것으로 알려져 있다. 굴은 소화가 잘되기 때문에 어린이나 노약자에게 부담을 주지 않으며, 빈혈과 간장병 환자의 체력 회복에도 매우 좋다. 특히 칼슘은 약으로 보충하려 해도 쉽게 흡수되지 않는데, 굴은 칼슘 흡수가 가장 빠른 식품이다. DHA 성분도 들어 있어 학습 기능 향상에 효과적이다.

〔재료〕쌀, 굴, 양배추, 감자, 양파, 당근, 소금, 양념장(참기름, 간장, 파, 마늘)

① 쌀을 씻어 불린다.

② 양배추와 감자는 1cm 크기로 썰고 양파는 다진다. 당근은 감자보다 작게 썰어 놓는다.

③ 야채를 소금으로 간하여 살짝 볶는다.

④ 불린 쌀을 넣고 밥물을 부어 끓인다. 끓기 시작하면 볶은 야채를 밥 위에 얹고 뚜껑을 덮어 중간 불에 끓인다. 밥물이 줄어들면 생굴을 넣고 뜸을 들인 다음 주걱으로 살살 섞어 담는다.

⑤ 양념장을 곁들인다.

수험생 밥상을 다시 차리자

쇠고기 벌꿀 조림

고기 요리에 벌꿀을 넣어 칼로리를 낮춘다

쇠고기는 최고의 단백질 공급원으로, 식물성 단백질에는 적은 필수 아미노산이 많이 함유되어 있다. 특히 쇠고기에 들어 있는 리신은 어린이의 성장 발육과 노화 방지에 꼭 필요한 필수 아미노산이다. 벌꿀은 백설탕에 비해 칼로리가 낮으므로 조미료 대신 사용하면 칼로리가 높은 고기 요리도 안심하고 먹을 수 있다.

〔재료〕 쇠고기, 양파, 당근, 양배추, 벌꿀, 간장, 소금, 후추

① 쇠고기를 얇게 썰어 소금과 후추로 간한다.

② 양파, 당근, 양배추를 채 썰어 놓는다.

③ 간이 밴 쇠고기에 간장과 벌꿀을 넣는다.

④ 냄비에 고기를 넣고 조리다가 고기가 익으면 준비해 둔 야채를 넣어 살짝 익힌다.

⑤ 국물이 줄어들면 꺼내어 그릇에 담는다.

닭고기 벌꿀 레몬 구이

레몬의 상큼한 맛으로 식욕을 돋운다

닭고기는 단백질의 우수한 공급원으로, 돼지고기나 쇠고기보다 더 많은

단백질을 함유하고 있다. 붉은살코기에 비해 지방 함량은 적고 불포화 지방산 함량은 많다. 칼로리가 낮아서 다이어트 중이거나 회복기에 있는 환자, 노인들에게 좋다. 각종 아미노산을 비롯하여 니아신·리보플라빈(Riboflavin)·테아닌(Theanine)·비타민C 등의 비타민도 함유하고 있다.

비타민C의 대명사인 레몬에 들어 있는 구연산은 식중독을 일으키는 세균의 번식을 억제하는 살균 효과가 있다. 특히 비타민C는 철분의 흡수를 도와주고 스트레스를 해소해 주는 효과도 있다.

〔재료〕 닭 가슴살, 레몬, 소금, 후추, 레몬, 벌꿀, 맛술

① 닭 가슴살을 준비하여 소금과 후추로 간한다.

② 레몬을 반으로 잘라 즙을 낸 다음 벌꿀과 맛술을 첨가한다.

③ 레몬 즙에 간이 밴 닭고기를 재운다.

④ 프라이팬에 기름을 두르고 노릇노릇하게 구운 뒤 야채와 함께 그릇에 담아 낸다.

돼지고기 안심 벌꿀 된장 구이

뇌를 활발하게 해 주는 영양소가 듬뿍 들어 있다

된장은 발효 식품 가운데서도 항암 효과가 매우 탁월하다. 매일 된장국을 먹으면 위암에 걸릴 가능성이 낮아진다. 이는 된장에 들어 있는 지방 성분이 발암성 물질의 활동을 막고 암세포를 만드는 물질을 제거하는 효과가 있기 때문이다. 또한 된장에는 필수 지방산인 리놀렌산이 50%

   수험생 밥상을 다시 차리자

이상이나 함유되어 있어 콜레스테롤을 감소시켜 주고 고혈압 예방에도 효과가 좋다. 콩의 기름 성분에 많이 들어 있는 포스파티딜콜린은 기억력과 학습 능력, 집중력을 향상시켜 주는 효과가 있다.

이 요리는 뇌에 에너지원으로 작용하는 벌꿀과, 흡수율을 더욱 높여 주는 돼지고기, 그리고 기억력을 향상시켜 주는 된장이 모두 들어 있어, 뇌에 에너지를 주고 기억력을 강화해 주는 영양 만점의 고급 요리다.

〔재료〕**된장, 돼지고기(안심), 미림, 생강즙, 벌꿀, 양배추, 피망, 당근, 소금, 후추**

① 얇게 저민 돼지고기를 된장, 미림, 생강즙, 벌꿀에 재워 둔다.

② 양배추, 피망, 당근을 얇게 채 썬다.

③ 프라이팬에 기름을 두르고 돼지고기를 넓적하게 펴서 굽는다.

④ 양면이 노릇노릇하게 익으면 고기 재운 물을 붓는다.

⑤ 다른 팬에 양배추, 당근, 피망을 볶다가 소금과 후추로 간을 한다.

⑥ 돼지고기와 볶은 야채를 그릇에 담아 낸다.

팥 벌꿀 조림

몸에도 좋고 뇌에도 좋은 건강 간식

팥에는 탄수화물을 비롯한 단백질과 비타민B_1이 많이 들어 있다. 또한 지방 함량은 적은 대신 각종 지방산이 풍부하다. 주성분은 사포닌으로, 팥에는 약 4%의 섬유소와 사포닌이 함유되어 있다. 섬유소는 장을 자극하여 변비를 예방하고 치료해 주며, 사포닌은 이뇨 작용을 하기 때문에 신장염에 효과가 좋다. 그러나 사포닌은 백설탕과 결합하면 분해되는 특성이 있으므로 팥에는 설탕보다는 벌꿀을 첨가하는 것이 건강에 훨씬 이롭다. 또한 팥은 흰쌀에 부족한 비타민B_1과 B_2를 보충해 주어 당질 대사가 원활하게 이루어지도록 해 준다. 당질 대사가 원활하게 이루어지지 않으면 피로가 쌓이는데, 이때 팥이 들어간 식품을 섭취하면 피로 회복과 숙취 해소에 도움이 된다.

〔재료〕 팥, 멸치 국물, 벌꿀, 간장

① 깨끗이 씻은 팥을 센 불에서 삶다가 끓기 시작하면 불을 줄여 으깨질 정도로 익힌다.

② 익은 팥을 소쿠리에 담아 물기를 제거한다.

③ 냄비에 멸치 국물을 넣고 끓이다가 팥과 벌꿀, 간장을 넣어 익힌다.

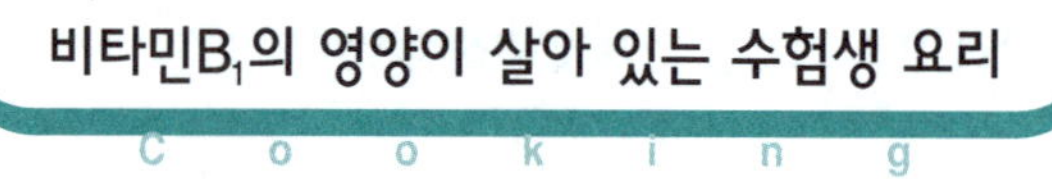

비타민B_1의 영양이 살아 있는 수험생 요리

돼지고기 감자 강낭콩 조림

돼지고기와 야채를 함께 섭취하여 영양의 균형을 이룬다

감자는 우수한 알칼리성 식품으로, 칼륨을 비롯한 철분, 마그네슘 등의 무기질과 비타민B군, C가 골고루 들어 있다. 특히 감자에 들어 있는 비타민C는 가열해도 잘 파괴되지 않는데, 이는 전분에 둘러싸여 있기 때

수험생 밥상을 다시 차리자

문이다. 또한 감자는 아미노산 조성이 우수하여 필수 아미노산도 골고루 갖추고 있다. 식물성 식품이긴 하지만 필수 아미노산인 리신이 동물성 식품과 맞먹을 정도로 풍부하다.

강낭콩의 단백질은 글로블린이 많은데, 필수 아미노산으로 리신, 로이신(Leusine), 트립토판, 트레오닌(Threonine)이 많아 우수한 편이다. 특히 비타민B_1, B_2, B_3가 많아 쌀밥을 주식으로 하고 있는 한국인에게는 탄수화물 대사를 순조롭게 하는 식품으로 아주 좋다.

〔 재료 〕 **돼지고기(안심), 생강, 감자, 강낭콩, 설탕, 맛술, 간장**

① 돼지고기를 얇게 썰어 생강을 넣고 볶는다.

② 감자를 먹기 좋은 크기로 썰어 모서리를 동글동글하게 다듬는다.

③ 볶은 돼지고기에 감자를 넣고 볶는다.

④ 육수를 따라 낸 다음 설탕, 미림, 술, 간장을 넣고 조린다.

⑤ 강낭콩을 넣고 다시 한번 살짝 익힌다.

저민 돼지고기와 두부 찜

비타민B_1의 이중 효과를 노린다

콩의 영양가가 그대로 들어 있는 두부에는 단백질을 비롯한 우리 몸에 좋은 필수 지방산이 풍부하다. 특히 두부는 원료가 되는 콩의 기능성 성분 덕분에 골다공증과 고혈압, 암 예방에 효과가 있다. 저염 식품이기 때문에 식사 중의 염분 섭취량을 조절하는 데도 좋다. 포스파티딜콜린과 이소플라본을 비롯하여 우리 몸에 해로운 콜레스테롤인 저밀도 단백질을 낮추는 생리 활성 물질도 들어 있다. 그래서 두부를 많이 먹으면 동물성 식품을 먹을 때 함께 섭취할 수밖에 없는 포화 지방산과 콜레스테롤에 의한 피해를 막을 수 있다. 콩은 비록 칼슘 함량은 낮지만 두부로 만들어지는 과정에서 응고제로 칼슘이 첨가되기 때문에 식물성 식품 가운데 유일하게 칼슘 함량이 높은 식품이기도 하다. 두부 반 모(200g)에 들어 있는 칼슘 함량(252mg)은 우유 한 잔에 들어 있는 칼슘의 양(224mg)보다 오히려 높다.

비타민B_1이 풍부한 대표적인 식품인 돼지고기와 두부가 동시에 들어간 요리인 만큼 비타민B_1을 충분히 섭취할 수 있다. 파와 생강을 넣어 맛을 내면 더욱더 식욕을 돋울 수 있다.

〔 재료 〕 두부, 고기 완자(돼지고기, 소금, 후추, 밀가루, 계란, 다진 당근, 다진 양파), 간장, 설탕, 물엿, 물, 실고추

① 잘게 다진 돼지고기를 소금과 후추로 간한 뒤 밀가루, 계란, 다진 당근, 다진 양파를 넣어 버무려 완자를 빚는다.

② 두부를 도톰하게 잘라 프라이팬에 기름을 두르고 노릇노릇하게 굽는다.

③ 냄비에 간장, 설탕, 물엿, 물을 넣고 끓인다.

④ 준비해 놓은 두부와 완자를 넣어 졸인 다음 실고추를 뿌려 낸다.

두부와 모시조개를 넣은 계란탕

비타민B₁과 콜린으로 건강한 뇌를 만든다

모시조개는 탁월한 이뇨 효과가 있다. 갈증이 날 때 물 대신 모시조개 달인 물을 마시면 조갈증(燥渴症)을 해소할 수 있다. 또한 모시조개에 들어 있는 타우린 성분은 간 기능을 도와준다.

계란은 모든 영양소가 고루 들어 있고, 영양 면에서도 우수한 완전 식품으로 알려져 있다. 단백질뿐만 아니라 리신 · 메티오닌(Methionine) · 트립토판 등의 필수 아미노산도 풍부하다. 지방은 대부분 노른자에 들어 있는데, 소화되기 쉬운 형태로 되어 있다. 특히 계란은 성장기 어린이에게 양질의 단백질을 공급하는 매우 좋은 식품이다. 또한 포스파티딜콜린이 풍부하여 간에 쌓이기 쉬운 지방을 제거해 주고, 계란에서 추출된 콜린 성분은 치매를 억제하는 효과가 있다. 그러나 노른자를 과식하면 혈액의 콜레스테롤 수치를 높여 동맥 경화와 같은 고지혈증 증상을 유발할 수 있으므로 주의해야 한다.

비타민B₁이 풍부한 두부와 콜린이 가득한 계란, 간에 좋은 모시조개가 한꺼번에 들어간 이 요리로 뇌에 효과적인 성분을 한꺼번에 섭취할 수 있다.

〔재료〕 모시조개, 계란, 두부, 소금, 붉은 고추, 파

① 모시조개를 소금물에 담아 해감을 제거한다.

② 그릇에 물을 붓고 조개를 넣어 끓인다.

③ 조개 입이 벌어지면 계란을 풀어 넣는다.

④ 한소끔 끓으면 도톰하게 썬 두부를 위에 얹는다.

⑤ 소금으로 간하고 붉은 고추와 파를 얹어 마무리한다.

두부 부추전

감기 예방에 좋은 부추와 단백질이 풍부한 두부의 조화

부추는 카로틴을 비롯하여 비타민B_2, C, 칼슘, 철 등의 영양소를 많이 함유하고 있는 녹황색 야채다. 몸을 따뜻하게 하는 보온 효과가 있어서 몸이 찬 사람에게 좋으며, 상식하면 감기 예방에도 도움이 된다. 특히 부추에 들어 있는 아릴(Allyl) 성분은 소화를 돕고 장을 튼튼하게 해 준다. 부추 즙은 피를 맑게 하고 허약 체질을 개선해 주는 효과가 있다.

〔재료〕 두부, 부추, 홍합, 풋고추, 밀가루, 계란, 소금

① 두부를 고운 천에 싸서 물기를 짠 다음 으깬다.

② 부추는 깨끗이 씻어 다듬어 2~3등분한다.

③ 홍합은 깨끗이 씻어 놓고, 고추는 씨를 뺀 뒤 어슷어슷하게 썰어 놓는다.

④ 밀가루에 계란을 넣어 반죽한 뒤 모든 재료를 섞어 소금으로 간하여 적당한 크기로 부친다.

두부 장조림

간단하게 맛볼 수 있는 단백질 요리

밭에서 나는 고기인 콩의 영양가가 한데 들어 있어 단백질을 비롯한 각

종 영양소가 풍부한 두부를 간단하면서도 맛있게 즐길 수 있는 요리다. 매끼 반찬으로는 물론 도시락 반찬으로도 으뜸이다.

〔재료〕두부, 간장, 설탕, 물엿, 물, 실고추

① 두부를 적당한 크기로 잘라 프라이팬에 기름을 두른 다음 노릇노릇하게 굽는다.

② 냄비에 간장, 설탕, 물엿, 물을 넣고 끓인다.

③ 준비해 놓은 두부를 넣어 졸인 다음 실고추를 뿌려서 낸다.

단백질,
포스파티딜콜린으로
기억력을 강화한다

■ 계란의 콜린은 기억력을 좋게 한다

우리의 뇌는 어떻게 기억하는가?

우리의 뇌는 끊임없이 생각하고 기억하고 느낀다. 뇌 속에는 수많은 신경 세포가 그물처럼 얽혀 있는데, 이들은 신경 전달 물질을 주고받는 과정을 통해 외부의 정보를 뇌로 전달하여 사고나 기억, 감각을 형성한다. 영어 문장을 이해하거나 역사적 사건을 기억할 수 있는 것도 뇌 속의 신경 세포와 신경 전달 물질이 정상적으로 작용하기 때문이다.

특히 시험 공부를 할 때는 많은 것을 외우고 기억해야 한다. 다행히도 기억력을 높여 주는 식품이 있는데, 그것은 바로 계란이다. 계란에 들어 있는 포스파티딜콜린이 뇌에 좋은 영향을 준다.

기억력과 사고력이 저하된 사람의 뇌

치매에도 여러 가지 종류가 있지만 뇌혈관성 치매와 알츠하이머형 치매가 거의 대부분을 차지한다. 그중에서도 우리가 일반적으로 알고 있는 것은 알츠하이머형 치매다. 알츠하이머형 치매는 뇌 속에 이상 단백질이 쌓여 뇌세포가 점점 파괴되어 뇌 조직이 쪼그라들면서 뇌 기능을 상실하는 병이다. 알츠하이머형 치매에 걸리면 기억력·판단력·언어 능력 등의 지적 기능이 저하되고, 일상생활과 인격, 행동에 장애가 온다. 특히 기억과 인식에 관련된 부분이 심하게 위축되는 것이 특징이며, 방금 전에 들었던 말이나 가족의 이름조차 잊어버리는 경우도 있다.

발병 원인은 확실히 알 수 없지만 알츠하이머형 치매에 걸린 사람의 뇌를 조사해 보면 신경 전달 물질인 아세틸콜린의 합성이 효율적이지 않고 크게 줄어든 것을 알 수 있다. 특히 아세틸콜린의 합성에 필요한 영양소인 비타민B_{12}도 부족하다는 것을 확인할 수 있다. 아세틸콜린은 신경 전달 물질로, 기억과 사고를 담당하는데, 아세틸콜린이 감소하면 뇌내에서 정보 교환이 원활하게 이루어지지 않아 기억과 사고에 장애가 나타나는 것으로 보인다.

물론 수험생인 학생들은 알츠하이머형 치매와는 무관하지만 기억력과 사고력 향상을 위해서는 아세틸콜린을 늘려 주는 식품을 많이 섭취하는 것이 좋다. 그것이 바로 계란이다.

계란은 비타민C를 제외한 모든 영양소를 가지고 있는 우수한 식품이다. 체내에서의 흡수율도 반숙의 경우 96%나 된다. 특히 계란의 성분 가운데 하나인 포스파티딜콜린은 혈관을 깨끗하게 하여 뇌의 혈관 장애를 방지해 주기 때문에 치매 환자에게 좋다. 또한 계란에는 젊음을 유지해 주는 비타민이라 불리는 비타민E도 풍부하다. 과산화 지방의 생성을 방지하여 노화나 당뇨병 예방에도 효과가 있으며, 세포 유지에 필요한 단백질도 풍부하여 몸의 젊음을 유지하는 데 매우 좋다.

하루 2~3개의 계란으로 온몸을 건강하게 한다

아세틸콜린은 포스파티딜콜린을 원료로 합성된다. 계란 노른자에는 포스파티딜콜린이 많이 함유되어 있다. 간과 콩류에도 포스파티딜콜린이 들어 있지만 함유량에서는 계란 노른자가 월등하다. 또 계란 노른자에는 아세틸콜린의 합성에 없어서는 안 되는 비타민B_{12}도 풍부하다. 그러나 포스파티딜콜린만으로는 아세틸콜린을 효율적으로 합성할 수 없기 때문에 반드시 비타민B_{12}와 함께 섭취해야 한다.

두 가지 성분이 모두 들어 있는 계란 노른자는 기억력 향상에 매우 좋은 식품이다. 콜레스테롤이 많다는 이유로 섭취를 피하는 사람도 있지만, 과식하지만 않으면 그다지 문제되지 않는다. 건강한 사람은 뇌 건강을 위해 하루 2~3개의 계란을 먹는 것이 좋다. 또한 계란에는 면역력을 높여 주는 오브알부민(Ovalbumin)

   수험생 밥상을 다시 차리자

이라는 단백질도 풍부하다. 흰자에는 항균성이 강한 리소자임(Lysozyme) 성분도 들어 있다.

시험 당일까지 병에 걸리지 않고 건강하게 공부하고 싶다면 계란을 섭취하여 면역력을 높여 두는 것이 좋다. 하지만 유감스럽게도 계란에는 비타민C가 들어 있지 않다는 것이 문제다. 비타민C는 뼈와 치아를 강하게 하고 면역력을 높여 준다. 그러므로 계란을 먹을 때는 비타민C가 많이 들어 있는 야채와 함께 먹는 것이 좋다.

무엇보다 계란은 한식은 물론 중식, 양식과도 잘 어울리기 때문에 식물성 섬유와 비타민C가 풍부한 식품과 함께 먹으면 완벽한 영양의 균형을 맞출 수 있다. 그러나 너무 오래 가열하면 소화가 잘 안 되므로 병을 앓고 있거나 위가 약한 사람은 반숙으로 먹는 것이 좋다. 계란을 적절히 이용하면 기억력 향상은 물론 건강 증진에도 많은 도움이 된다.

콜린을 섭취하면 뇌가 젊어지고 기억력이 향상된다

콜린이 실제로 기억력 향상에 도움이 되는지 알아보기 위해 다음과 같은 실험을 실시했다.

먼저 방에 커튼을 친 다음 한쪽은 어둡게 하고 전기 쇼크 장치를 설치했다. 그리고 다른 한쪽은 조명을 밝게 한 다음에 쥐를 풀어놓았다.

쥐는 야행성 동물이라 빛을 싫어한다. 그래서 빛이 보이면 바로 어두운 곳으로 도망친다. 그때 전기 쇼크를 보내서 자극을 주는 것이다. 이 과정을 여러 번 반복했더니 쥐는 전기 쇼크로 인한 불쾌감을 기억하여 어두운 곳으로 가면 안 된다는 것을 알게 되었다. 특히 생후 3~6개월 정도의 어린 쥐는 기억력과 학습 능력이 뛰어나지만 13개월 이상 된 쥐는 그 기능이 저하되어 기억력이 떨어진다. 그런데 콜린을 섞은 먹이를 먹고 자란 쥐를 가지고 똑같은 실험을 했더니 놀라운 결과가 나왔다. 생후 13개월 정도의 쥐도 단기(短期) 기억에 관해서는 9개월 된 쥐와 거의 다를 것이 없었다. 특히 오래된 것을 기억하는 능력에서는 생후 3~6개월 된 어린 쥐와 거의 비슷한 능력을 보였다(오래된 기억이 뇌에 깊게 각인된다).

반대로 콜린이 부족한 먹이를 먹은 쥐를 가지고 한 실험 결과를 보면 학습 능력은 물론 기억력도 현저히 떨어지는 것을 볼 수 있다. 생후 13개월 된 쥐였음에도 불구하고 23~31개월 정도의 쥐를 가지고 한 실험 결과와 비슷했다.

이 실험을 통해서도 알 수 있듯이 콜린을 충분히 섭취하면 기억력과 학습 능력 향상에 효과가 있다. 그러나 콜린이 결핍된 식사를 계속하면 뇌 자체가 노화되어 버린다. 어떤 식사를 하는 것이 좋은지에 대해서는 굳이 말할 필요가 없을 것이다. 계란·콩·땅콩 등을 많이 섭취하면 몸속에 콜린이 증가하여 뇌내에 아세틸콜

  수험생 밥상을 다시 차리자

린이 증가한다.

40~50대의 성인을 대상으로도 실험을 한 결과 새로운 정보에 대한 학습 능력과 단기적인 기억력이 증가하는 것을 볼 수 있었다. 그러므로 수험생의 경우에는 계란 등을 통해 포스파티딜콜린을 섭취하고 암기 과목을 공부하면 좋은 결과가 나올 것이다. 그러나 약국에서 파는 보조 식품에는 포스파티딜콜린이 많이 함유되어 있지 않으므로 주의해야 한다.

■ 콩 섭취로 뇌의 아세틸콜린을 늘린다

뇌에 효과적인 성분이 많이 들어 있는 영양 덩어리, 콩

마른 대두는 100g 중 35~40g의 단백질을 가지고 있고 삶은 것에도 16g 정도가 들어 있다. 강낭콩이나 팥, 녹두에도 약 20g 정도의 단백질이 함유되어 있다. 종류와 부위에 따라 차이는 있지만 평균 16g~20g 정도의 단백질이 함유되어 있는 생선과 함께 질과 양이 모두 우수한 양질의 단백질 공급원이라 할 수 있다.

된장과 간장, 두부는 모두 콩을 원료로 하여 만든 가공 식품이다. '콩 레시틴'이라는 말을 들어 본 적이 있을 것이다. 레시틴은 인지질(燐脂質, phospholipid)의 총칭으로, 계란에 들어 있는 포스파티딜콜린 역시 인지질의 일종이다. 뇌에는 약 1백40억 개의 신경 세포가 있는데, 이들 신경 세포는 외부의 정보를 온몸에 전달하는 일과 기억, 사고, 감각을 담당하고 있다. 이 신경 세포끼리 정보를 전달할 때 이용되는 물질의 하나가 바로 아세틸콜린이다. 아세틸콜린은 콩 등에 들어 있는 레시틴을 간장(肝臟)에서 분해한 콜린을 토대로 합성한다. 레시틴을 많이 섭취하면 혈중(血中) 콜린 농도가 높아져서 기억력을 향상시키는 데 효과적이라는 실험 결과가 나온 뒤로 '머리를 좋게 해 주는 물질'로 주목받고 있다.

자연 식품에는 인공 식품 속에는 들어 있지 않은 특별한 성분이 들어 있다. 콩에는 아미노산인 티로신(Tyrosine)과 트립토판이 들어 있는데, 이들은 모두 아세틸콜린의 원료가 된다. 한마디로 콩은 뇌에 좋은 성분이 많이 들어 있는 '건뇌 식품(建腦食品)'인 것이다. 콩을 원료로 한 식품은 많으므로 매일 섭취하는 것이 좋다.

두유로 건강을 지킨다

콩에 들어 있는 단백질의 양은 농작물 중에서 최고이며, 구성 아미노산의 종류도 육류에 비해 뒤지지 않는다.

콩 중의 불포화 지방산은 혈청 콜레스테롤의 양을 떨어뜨리는 역할을 하며, 비타민E는 미용과 노화 방지 효과가 있다. 콩에는 2% 가량의 레시틴이란 인지질이 들어 있다.

심장병, 동맥 경화, 고혈압 등을 일으키지 않는 식품으로 미국

   수험생 밥상을 다시 차리자

등 선진국에서 콩 제품을 이용하게 된 계기가 바로 여기에 있으며, 소화와 흡수에 부담을 주지 않는 좋은 식품이 두유로 판명되었다.

청국장의 효과

메주콩을 쑤어 다 식기 전에 그릇에 담고 아랫목에 놓아 담요나 이불을 씌워 2~3일간 따뜻하게 보온하면 납두균(納豆菌)이 번식하여 끈끈한 향기를 가진 발효 물질로 변하는데, 이것이 바로 청국장이다. 이 균은 40~43℃에서 잘 자라며, 단백질 분해 효소, 당화 효소 등의 효소가 들어 있어서 소화율이 매우 높다. 또한 비타민B_2가 많아 간장의 해독 기능을 좋게 해 주어 담배나 술에 시달린 간을 보호해 주기도 한다.

기억력을 향상시켜 주는 계란 요리

계란은 우리가 생각 또는 기억을 할 때 필요한 물질인 아세틸콜린의 합성을 높여 준다. 콜레스테롤 때문에 계란 섭취를 걱정하는 사람이 있기도 하지만 계란에는 우리 몸에 나쁜 영향을 미치는 나쁜 콜레스테롤을 저하시키는 작용도 있다. 앞에서도 말했듯이 뇌를 위해서는 하루에 2~3개 정도의 계란을 섭취하는 것이 좋다. 그러나 계란에는 비타민C가 함유되어 있지 않으므로 계란을 먹을 때는 야채와 함께 섭취하여 영양의 균형을 유지해야 한다.

또한 계란은 성장과 노화 방지에 빼놓을 수 없는 필수 아미노산을 모두 함유하고 있고, 소화 흡수도 매우 잘되며 특히 비타민B_2가 풍부하다.

계란 노른자에는 레시틴이라는 인지질이 많이 들어 있는데, 레시틴은 우리 몸의 각 조직에 함유되어 있으며, 신경계를 구성하는 중요한 물질이다. 레시틴이 부족하면 뇌 기능이 저하되어 기억력과 집중력이 떨어지고, 치매의 원인이 될 수도 있다. 또한 레시틴에는 유화(乳化) 작용이 있어서 혈액 순환을 원활하게 하여 산소와 영양소를 온몸에 보내 전신에 활력을 준다.

단, 버터나 햄, 베이컨, 생크림 같은 동물성 지방과 함께 섭취하는 것을 피하고, 식물성 기름으로 요리하여 지방산의 균형을 맞춰 주는 것이 좋다. 특히 식물 섬유와 비타민C가 많이 함유된 야채를 곁들이면 6대 영양소를 고르게 섭취할 수 있다. 이는 식물 섬유가 콜레스테롤의 흡수를 억제하여 고콜레스테롤 혈증이나 동맥 경화를 예방해 주기 때문이다.

계란 시금치 그라탕

비타민을 보충할 수 있는 가장 좋은 요리

시금치는 녹황색 야채 중에 '야채의 왕자'라고 불릴 정도로 우리 몸에 좋은 식품이다. 예부터 민간요법에서는 시금치를 빈혈·심장 질환·혈액 순환 악화·신장 질환·소화 불량·정력 감퇴 등의 치료에 이용해 왔다. 뿐만 아니라 시금치는 위·십이지장·소장·대장 등의 모든 소화 기관에 활력을 불어넣는 음식 재료로, 특히 다른 야채에 비해 단백질 함량이 풍부하여 총 칼로리의 50%에 달한다. 또 다른 야채의 2배나 되는 철분을 함유하고 있으며, 카로틴과 비타민C, 엽록소가 풍부하여 암 예방에도 효과적이다. 단백질과 철분 함량이 많기 때문에 수험생에겐 더없이 좋다. 대부분 살짝 데쳐서 무쳐 먹는데, 계란과 함께 먹으면 더욱 좋다.

〔재료〕 계란, 시금치, 버터, 밀가루, 우유, 소금, 후추, 빵가루, 피자 치즈

① 냄비에 버터를 두르고 밀가루를 넣어 타지 않도록 주걱으로 계속 저으면서 노르스름해질 때까지 볶는다.

② 따뜻하게 데운 우유를 ①에 조금씩 부으면서 멍울이 생기지 않도록 주걱으로 잘 저어 준다.

③ 소금과 후추로 간을 하고 살짝 끓여 화이트 소스를 만든다.

④ 그릇에 버터를 얇게 펴 바른 다음 계란, 화이트 소스, 시금치를 넣는다.

⑤ 빵가루와 피자 치즈를 뿌린다.

⑥ 190℃의 온도에서 오븐에 20~30분간 굽는다.

파슬리 감자 오믈렛

파슬리와 감자로 효능을 높인다

일반적으로 파슬리를 요리에 곁들이는 장식쯤으로 생각하는 사람들이 많다. 그러나 사실 파슬리에는 우리가 생각하는 것 이상으로 몸에 좋은 성분이 많이 들어 있다. 파슬리에 들어 있는 피넨(Pinene)과 아피올(Apiol)이라는 식물성 지방 성분은 박테리아의 접근을 막아 장내에서 유해균이 번식하는 것을 막아 준다. 수험생은 오랜 시간 책상에 앉아 공부를 하기 때문에 속이 더부룩해질 가능성이 높은데, 파슬리는 더부룩한 속을 진정시켜 주는 효과가 있다. 그뿐만 아니라 파슬리에는 프로 비타민, 비타민B_1·B_2·니아신 등의 비타민과 칼륨, 유황, 칼슘, 마그네슘 등의 미네랄도 풍부하다. 신경을 자극하는 효과도 있어서 우울하거나 기운이 없을 때 섭취하면 좋다. 여기에 필수 아미노산인 리신과 철분, 마그네슘 등 각종 무기질이 풍부한 감자가 어우러져 훌륭한 맛의 조화를 이룬다.

파슬리와 감자는 모두 비타민C가 풍부하게 함유되어 있는 식품이다. 특히 파슬리와 감자를 계란과 함께 요리해서 먹으면 최고의 음식이 된다. 우유를 첨가하면 칼슘까지 한꺼번에 보충할 수 있다.

수험생 밥상을 다시 차리자

〔재료〕 감자, 계란, 파슬리, 밀가루, 식용유, 소금, 후추

① 감자는 강판에 갈아 체에 받쳐 물기를 제거한다.

② 그릇에 감자와 계란을 넣고 밀가루를 넣어 되직하게 반죽한 다음 소금과 후추로 간한다.

③ 노릇노릇하게 튀겨 낸 다음 파슬리를 뿌린다.

계란 프라이와 피망 깨 무침

영양 만점, 건강 만점

짙은 녹색을 띠는 녹황색 채소인 피망은 비타민과 미네랄이 풍부하다. 피망은 대사 기능을 활성화하고 피부에 탄력을 준다. 또한 세포 조직을 건강하게 해 주는 성분도 함유되어 있다. 피망은 주로 여름철에 먹는 것이 좋은데, 이는 그 속에 들어 있는 비타민이 여름에 2배 이상 증가하기 때문이다. 특히 피망에는 자극적인 성분이 들어 있어서 신경이 이완되어 있거나 긴장이 풀린 사람에게 매우 효과적이다. 또한 비타민C가 풍부하기 때문에 계란과 함께 먹으면 영양의 균형을 이룰 수 있다. 여기에 고소한 깨 냄새까지 더해진다면 더욱더 식욕을 돋울 수 있다. 도시락 반찬으로도 매우 좋은 요리다.

〔재료〕 붉은 피망, 푸른 피망, 계란, 소금, 후추, 깨

① 그릇에 계란을 풀어 소금과 후추로 간한다.

② 붉은 피망과 푸른 피망을 얇게 썰어 풀어 놓은 계란에 넣는다.

③ 프라이팬에 기름을 두르고 계란을 넣어 도톰하게 부친다.

④ 그릇에 담은 다음 깨를 뿌려 마무리한다.

계란 야채 샐러드

완전 식품인 계란을 눈으로도 맛있게 즐길 수 있는 요리

계란은 모든 영양소를 골고루 함유하고 있지만 단 한 가지 비타민C가 들어 있지 않다. 그렇기 때문에 비타민C가 풍부한 각종 야채를 통해 영양의 균형을 맞춰 주는 것이 중요하다.

비타민과 식물 섬유가 풍부한 여러 가지 야채의 상큼한 맛과 부드러운 계란이 조화를 이루어 영양 만점 요리다.

〔재료〕계란, 오이, 양배추, 마요네즈, 당근, 파슬리

① 오이와 양배추는 물기를 없애 먹기 좋은 크기로 썰어 놓고 계란은 삶아서 2등분해 놓는다.

② 노른자는 체에 걸러 가루를 내고 흰자는 아랫부분을 얇게 잘라 놓는다.

③ 준비된 재료를 그릇에 담아 마요네즈를 넣고 골고루 버무린다.

④ 미리 만들어 놓은 컵 모양의 계란 흰자에 샐러드를 채운다.

⑤ 잘게 썬 당근과 파슬리를 얹는다.

수험생 밥상을 다시 차리자

콩에 들어 있는 여러 가지 성분 가운데 아세틸콜린은 뇌의 신경 세포가 정보를 주고받을 때 이용되는 물질이다. 비록 콩 알갱이 하나는 작지만 그 속에 들어 있는 성분은 모두 뇌의 영양제이므로 가능하면 매일 먹는 것이 좋다. 날콩으로 요리하기는 번거롭지만 가공되어 있는 제품을 이용하면 조리 시간과 수고를 덜 수 있다.

콩가루

음식에 뿌려 맛과 영양을 좋게 한다

콩가루는 우리나라 음식에 잘 어울리는 식품이다. 콩과 절구만 있으면 간단하게 만들 수 있다. 그대로 먹어도 좋고, 음식에 뿌리거나 무침을 할 때 조금씩 넣어도 좋으므로 미리 만들어 두면 유용하다.

〔재료〕 대두(노란 콩), 절구, 프라이팬, 빈 병

① 깨끗이 씻어 물기를 제거한 콩을 프라이팬에 넣어 타지 않게 주의하면서 볶다가 어느 정도 색깔이 선명해지면 불을 끈다.

② 콩을 절구의 반 정도까지 넣고 처음에는 가볍게 빻다가 차츰 힘을 가해서 곱게 빻는다.

③ 완성된 콩가루를 깨끗한 병에 옮겨 담아 냉장고에 보관한다.

④ 식사 때마다 여러 가지 요리에 뿌려 먹으면 좋다.

냉이 콩가루 국

냉이는 야채 가운데 단백질 함량이 가장 많고, 칼슘과 철분 등의 무기질이 풍부하다. 냉이의 잎 속에는 비타민A와 C가 풍부하여 100g 정도만 먹으면 하루 동안 성인에게 필요한 비타민A의 1/3을 섭취할 수 있다. 식이섬유도 풍부하여 장이 약하거나 변비가 있는 사람에게 좋다. 특히 냉이에는 혈압을 내려 주는 아세틸콜린과 콜린, 티라민(Tyramine), 이노시톨 등의 성분도 함유되어 있다.

〔재료〕 냉이, 콩가루, 멸치, 된장, 다진 파, 다진 마늘

① 멸치의 머리와 내장을 제거한 다음 물을 넣고 끓인다.

② 냉이의 잎은 떼어 내고 뿌리는 잘 다듬어 반으로 잘라 놓는다.

③ 씻은 냉이에 콩가루를 넣어 버무린다.

④ 멸치 국물에 된장을 풀어 적당히 간을 맞춘다.

⑤ 국물이 끓으면 냉이와 다진 파, 다진 마늘을 넣고 끓인다.

닭고기 흰콩 야채 조림

단백질은 수험생은 물론 모든 사람들이 꾸준히, 충분히 섭취해야 할 필수 영양소다. 그중에서도 닭고기와 콩은 쉽게 구할 수 있으면서도 양질의 단백질을 많이 함유하고 있다.

이 요리는 돼지고기나 닭고기보다 더 많은 단백질을 함유하고 있는 닭

고기와 대표적인 단백질 식품인 콩이 동시에 들어가 있어 충분한 양의 단백질을 섭취할 수 있다. 각종 야채에 들어 있는 비타민이 영양의 균형을 맞춰 주고 맛도 한층 살려 준다.

〔재료〕콩, 닭고기, 생강즙, 맛술, 당근, 표고버섯, 피망, 다시마, 간장, 설탕, 조미료 술, 후춧가루

① 반 컵 분량의 콩을 하룻밤 정도 물에 불린다.

② 닭고기를 먹기 좋은 크기로 썰어 생강즙과 맛술에 재워 놓는다.

③ 당근은 1.5cm 크기로 썰고, 표고버섯은 미지근한 물에 불려 4등분한다.

④ 피망은 3cm 크기로 썰고, 다시마도 물에 불려 같은 크기로 썬다.

⑤ 냄비에 닭고기, 흰콩, 당근, 다시마, 표고버섯을 넣고 다시마 물을 부은 다음 간장, 설탕, 조미료 술, 후춧가루를 넣어 간한다.

⑥ 국물이 끓으면 뚜껑을 열고 불을 줄인 다음 가끔씩 저어 국물이 자작해질 때까지 조린다.

⑦ 피망을 넣어 다시 한번 윤기 있게 조린다.

두부 된장 구이

콩의 단백질을 2배로 흡수한다

두부는 소화가 가장 잘되는 대표적인 식품으로 소화율이 95% 이상이나 되며, 단백질 · 지방 · 당질 · 섬유 · 회분 · 칼슘 · 인 · 철분 · 비타민B_1 · B_2가 골고루 들어 있다. 이 요리는 콩으로 만든 발효 식품인 된장이 동

시에 들어가기 때문에 뇌 기능을 높여 주는 효과가 뛰어나며 도시락 반찬으로도 좋다. 생두부를 맹물에 끓이면 두부가 딱딱해지는데, 약 1% 농도의 소금물에 끓이면 먹기 좋게 부드러워진다.

〔재료〕 두부, 양념장(된장, 다시마 국물, 고추장, 맛술), 녹말 가루

① 두부를 반으로 잘라 소금물에 데친 뒤 찬물에 식혀 물기를 뺀다.

② 두부를 먹기 좋은 크기로 일정하게 썰어 쟁반에 담는다.

③ 된장, 다시마 국물, 고추장, 맛술로 양념장을 만들어 두부에 뿌린다.

④ 두부를 담은 그릇에 랩을 씌워 2시간 정도 냉장고에 보관하여 간이 배게 한다.

⑤ 두부에 밑간이 배면 꺼내서 앞뒤로 녹말 가루를 묻혀 기름에 노릇노릇하게 지져 낸다.

콩 수프

야채가 듬뿍 들어간 건강 수프

양파의 매운 성분과 당근에 풍부한 베타카로틴, 감자의 비타민C가 한꺼번에 들어 있고, 몸도 따뜻하게 해 주는 영양 만점 요리다. 맛이 자극적이지 않고 부드럽기 때문에 입맛이 없는 아침이나 위에 부담을 덜 주고 싶을 때 먹으면 좋다.

〔재료〕 콩, 버터, 밀가루, 육수, 우유, 양파, 감자, 당근, 소금, 파슬리, 후추, 마늘빵

① 달군 프라이팬에 버터 1큰술을 녹인 뒤 밀가루 1큰술을 넣고 은근한

수험생 밥상을 다시 차리자

불에서 나무 주걱으로 저어 준다. 버터와 밀가루가 타지 않게 하는 것이 가장 중요하다.

② 물이나 육수를 넣어 잘 푼다.

③ 육수를 붓고 밀가루가 걸쭉해지면 따뜻하게 데운 우유 1컵을 조금씩 부어 잘 젓는다.

④ 양파와 감자, 당근을 작게 썰어 프라이팬에 볶은 다음 준비된 국물에 넣고 끓인다.

⑤ 입맛에 맞게 간을 하되, 약간 싱거운 것이 좋다. 식성에 맞게 소금 · 파슬리 가루 · 후추 · 마늘빵을 곁들인다.

학습 능력을
향상시켜 주는
DHA

■ 머리가 좋아지는 DHA란 무엇인가?

전 세계가 DHA에 주목하고 있다

DHA, 즉 도코사헥사엔산(docosahexaenoic acid)은 머리를 좋게 해 준다고 알려져 있는 성분이다. DHA는 생선의 기름에 많이 함유되어 있는 지방산으로, 꽁치나 전갱이를 석쇠에 구우면 기름이 뚝뚝 떨어지는데, 이 기름에 함유되어 있는 성분이 바로 DHA다. 우리 몸에 유익한 불포화 지방산은 DHA 외에도 EPA, 리놀렌산, 리놀산 등 그 종류가 다양한데, 유독 뇌만은 특수한 조직에 쌓여 있어서 불포화 지방산이 이 막을 뚫지 못한다. 그런데 오직 DHA만이 이 막을 뚫고 뇌에 직접 작용한다. DHA는 뇌 속에서 인지질의 형태로 존재하는데, 인지질은 뇌세포의 구조를 만드는

데 반드시 필요한 성분이다. 뇌세포는 학습이라는 자극을 받아 신경 세포의 돌기를 키워 간다. 그 신경 돌기가 많을수록 정보 전달 속도가 빠르고 총명해진다. 이 돌기를 길게 기르는 데 필요한 물질이 인지질이고, 인지질을 구성하는 데 필요한 성분이 바로 DHA다. 그러므로 DHA는 수험생은 물론 누구나 섭취해야 할 중요한 영양소다.

특히 DHA는 생선의 머리와 눈 주위에 많이 포함되어 있다. 기억력과 학습 능력, 판단력을 향상시켜 주는 효과를 인정받으면서, 치매와 관련된 연구도 진행 중이다.

생선에 들어 있는 또다른 인지질인 EPA 역시 혈전(血栓) 예방 효과가 있다는 사실이 알려지면서 여러 가지 실험과 연구가 행해지고 있다. EPA는 생물체에서 타입 3의 프로스타글란딘(prosta-gladin) 및 타입 5의 류코트리엔의 전구 물질(前驅物質)이 되는 에이코사펜타에노산(eicosapentaenoic acid)의 약칭이다. DHA · DPA와 같이, 안구 뒤쪽에 위치한 망막 세포와 기억력을 관장하는 대뇌 해마 세포의 주성분인 오메가-3 지방산이다. 그러나 몸속에서는 생성되지 않기 때문에 음식물을 통해 섭취해야만 한다. 식물성 플랑크톤이나 해수산 클로렐라 등에 많이 함유되어 있고, 이를 먹는 어류 또는 이 어류를 먹이로 하는 물범 등 해양 포유류의 몸에 축적된다. 고급 생선보다는 고등어 · 꽁치 · 참치 등의 등 푸른 생선에 많이 함유되어 있는데, 함유량이 가장 많은 것은 정어리다. 어류 양식 시 사료에 첨가하지 않으면 부화와 생장이 저해된다.

학습 능력과 기억력을 높여 주는 DHA

수험생은 물론 수험생을 둔 부모라면 DHA가 두뇌에 미치는 영향에 대해 궁금할 것이다. DHA가 기억력과 학습 능력을 향상시키고 기억력이 저하되는 것을 막아 준다는 효과가 있다는 사실은 이미 실험을 통해 확인되었다. DHA가 뇌 기능을 활발하게 하고, 머리를 좋게 해 주는 물질이라고 불리는 이유도 사실은 여기에 있다.

DHA는 혈액 속의 콜레스테롤과 중성 지방 수치를 낮춰 주고 피도 맑게 해 준다. 최근에는 패스트푸드나 인스턴트 식품을 많이 섭취하기 때문에 젊은데도 불구하고 콜레스테롤 수치가 높거나 고지혈증에 걸리는 사람들이 많다. 이럴 때는 생선을 통해 DHA를 섭취하면 혈액 순환이 좋아져 고혈압이나 동맥 경화 등의 생활습관병을 예방할 수 있다. 물론 생선을 먹는다고 해서 바로 효과가 나타나는 것은 아니고 꾸준히 먹는 것이 무엇보다 중요하다. 특히 학습 능력과 기억력을 향상시키고 싶은 수험생이라면 지금부터라도 꾸준히 생선을 먹는 것이 좋다.

DHA가 뇌의 신경 세포에 작용하여 학습 능력을 향상시켜 주고 치매 개선 및 혈중 콜레스테롤을 낮춰 준다는 말은 이미 여러

　　수험생 밥상을 다시 차리자

번 했다. 최근 연구 결과에 의하면 알레르기성 질환이나 암 예방, 시력 개선 효과도 있다고 한다. 특히 가다랑어에는 DHA뿐만 아니라 다른 성분도 많이 들어 있다. 그중 하나가 DHA와 같이 지방산의 일종인 EPA다. EPA는 우리 몸속에 들어와 프로스타글란딘이라는 물질을 생성하여 혈전이 응집되는 것을 막아 주기 때문에 혈전을 예방하고 중성 지방 저하 및 혈액 순환을 부드럽게 한다. 그래서 뇌경색이나 심근경색과 같은 혈관 계통의 질병 예방에 탁월한 효과가 있다. 또한 가다랑어에는 단백질도 풍부한데, 특히 펩티드(Peptide)라는 물질은 혈압을 내려 주는 효과가 있어서 최근에 큰 화제가 되기도 했다. 그 밖에 식욕 부진을 개선하고 신경통을 예방해 주는 니아신도 풍부하게 함유되어 있다.

■ DHA가 줄어들면 학습 능력이 떨어진다

뇌 속에도 존재하는 DHA

원래 사람의 뇌 속에는 DHA 성분이 많이 들어 있다. 뇌의 혈관에서는 '혈액뇌관문(血液腦關門)'이라고 하여, 뇌 속으로 들어오는 물질들을 점검하는 기능을 한다. 그만큼 뇌가 중요한 기관이기 때문에 이물질의 침입을 엄격하게 감독하는 것이다. 그러나 DHA만은 혈액뇌관문을 무조건 통과하여 뇌로 들어갈 수 있다.

뇌내에 DHA가 많이 존재한다는 사실 자체가 뇌에 있어서 DHA가 얼마나 중요한 성분인지를 의미하는 것이다. 뇌에서도 기억을 담당하는 '해마(海馬)' 부분에 DHA가 특히 많다. 다른 부분에는 평균 약 10% 정도 존재하는 데 반해 해마에는 20% 이상 함유되어 있다.

한 실험 결과에 의하면 알츠하이머형 치매에 걸린 사람의 뇌에는 DHA가 약 8%밖에 존재하지 않는다고 한다. 이런 결과만 보아도 생선의 지방에 함유되어 있는 DHA가 기억과 얼마나 깊은 관련이 있는지 알 수 있을 것이다.

생각하고 판단할 수 있는 것은 DHA 덕분

뇌의 신경 세포는 돌기가 사방으로 튀어나온 형태다. 뇌내에 있는 무수한 신경 세포는 돌기의 끝 부분에서 아세틸콜린을 방출하거나 받아들이는 작용을 통해 서로 정보를 주고받는다. 이런 과정을 통해 우리가 생각하고 느끼고 판단할 수 있게 되는 것이다. 그래서 DHA가 감소하면 정보 전달이 지연되거나 도중에 끊어진다. 한마디로 기억력이 저하되거나 판단력이 흐려진다. 어떤 실험에 의하면 DHA는 신경 세포의 성장을 자극하는 단백질의 생성력을 높여 준다고 한다. 이처럼 DHA는 사고와 기억, 판단 등 뇌의 모든 기능에 관여한다. DHA가 들어 있는 식품을 많이 섭취한다는 것은 그만큼 두뇌를 강하게 한다는 뜻이다.

　　　수험생 밥상을 다시 차리자

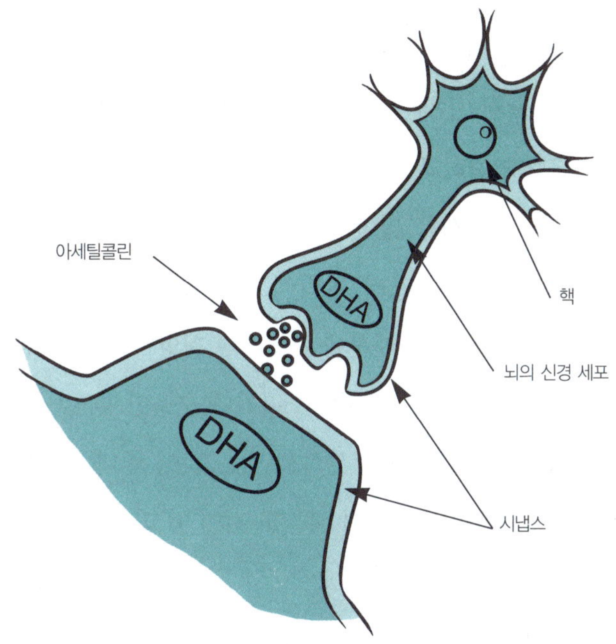

등 푸른 생선은 회로 먹는 것이 가장 좋다

DHA는 생선 가운데서도 특히 고등어나 정어리·전갱이·꽁치와 같은 등 푸른 생선에 풍부하다. 담백한 흰 살 생선에는 그다지 많이 함유되어 있지 않다. 눈 뒤의 지방 부분에 특히 많이 함유되어 있으므로 생선을 먹을 때는 남기지 말고 한 마리를 통째로 먹는 것이 좋다.

DHA는 하루에 약 1~2g 정도를 섭취하는 것이 가장 좋다. 정어리나 전갱이로 섭취할 경우에는 하루에 2마리, 고등어는 1마리가 적당하다. 참치의 지방도 우수한 DHA원이다. 생선회를 통해 섭취한다면 4~5점으로 충분하다. 하루에 세 끼를 꼬박꼬박 챙겨 먹을 경우 일주일에 총 21회의 식사를 하게 되는데, 이중에서 다섯 끼 정도는 생선 요리를 먹는 것이 좋다. 하루에 한 번 이상 생선을 먹겠다고 다짐하라.

그러나 무조건 생선을 많이 먹는다고 해서 다 좋은 것은 아니다. 생선을 먹을 때는 조리 방법에도 주의를 기울여야 한다. DHA는 생선의 지방이기 때문에 가능하면 지방이 손실되지 않게 조리하는 것이 중요하다. 생선을 조리거나 구우면 DHA가 20% 정도 손실되므로 가능하면 생선회로 먹는 것이 좋다. 생선을 조릴 때는 국물을 짜지 않게 하여 국물도 같이 먹고, 석쇠에 구우면 지방이 빠져나갈 수 있으므로 오랫동안 굽지 말아야 한다. 특히 생선은 튀기면 50~60% 정도의 DHA가 손실될 뿐만 아니라 튀김에 이용된 기름이 생선 속으로 흡수된다는 문제가 있다. 생선 튀김은 건강을 위해 별로 권하고 싶지 않은 요리다.

생선 껍질에는 비타민 B_2가 풍부하다

종류에 따라 다소 차이가 있긴 하지만 생선의 살보다는 껍질 부분에 비타민 B_2가 풍부하다. 같은 생선이라도 등 부분에 비타민 B_2가 풍부하므로 껍질까지 남기지 말고 다 먹는 것이 좋다. 고등어 등지느러미 근처의 검푸른 부분에는 비타민 B_2가 약 1.8mg, 배의 흰 부분에는 0.03mg 들어 있다. 그러나 생선은 껍질보다는 살이 훨씬 많이 때문에 전체적으로는 살에 비타민 B_2가 많은 것이 당연

 수험생 밥상을 다시 차리자

하다. 살과 함께 껍질도 남기지 말고 먹도록 한다.

사고력, 기억력, 집중력을 향상시켜 주는 DHA

DHA가 정말로 판단력과 기억력, 집중력 향상에 효과적인지를 알아보기 위해 다음과 같은 실험을 실시했다.

먼저 쥐를 두 그룹으로 나누어 한 그룹에는 DHA가 함유된 먹이를 먹이고, 한 그룹에는 DHA가 들어 있지 않은 먹이를 먹여 6개월간 사육했다. 그런 다음 미로를 만들어 출구에 물을 놔두고 쥐를 풀어 어느 그룹의 쥐가 출구에 먼저 도착하는지를 비교했다. 결과는 DHA가 함유된 먹이를 먹고 자란 쥐는 거의 헤매지 않고 미로를 빠져나와 출구를 찾은 데 비해, DHA가 들어 있지 않은 먹이를 먹은 쥐는 풀어놓은 지 3분이 지나도록 출구를 찾지 못하고 헤맸다. DHA의 효과를 확실히 확인할 수 있는 실험이었다.

그런 다음 이번에는 두 그룹에 6개월간 같은 먹이를 먹여 사육한 다음 같은 실험을 실시했다. 그 결과 DHA가 들어 있는 먹이를 먹고 자란 쥐 그룹은 6개월이 경과했음에도 불구하고 대부분 헤매지 않고 출구에 도착했다. 기억이 뇌에 남겨져 있었다는 증거다. 이런 실험 결과만 놓고 보아도 DHA가 사고력과 판단력, 기억력 · 집중력을 향상시켜 주는 효과가 있음을 알 수 있다.

■ DHA가 풍부한 등 푸른 생선

신경을 안정시켜 주는 효과가 뛰어난 고등어

수험생은 거의 매일 반복되는 공부와 시험에 대한 부담감으로 인해 많은 스트레스를 받을 수밖에 없다. 그러나 스트레스와 불안감은 집중력과 사고력을 저하시키는 요인이다. 특히 스트레스는 수면 장애나 식욕 부진으로 연결되는 경우가 많다.

생선의 지방 성분인 DHA는 머리를 좋게 하는 효과도 있지만 스트레스나 불안한 증상에도 매우 효과가 좋다. 생선을 자주 섭취하는 사람과 그다지 많이 섭취하지 않는 사람의 정신 상태를 조사하기 위해 한 가지 실험을 실시했다. 20~30대 전반의 학생 41명을 두 그룹으로 나누어 한 그룹은 생선의 지방으로 만든 캡슐 3g(이중 1.5g은 DHA)을, 또 한 그룹은 식물성 기름으로 만든 캡슐을 3개월 동안 섭취하게 했다. 그리고는 진급 심사에 앞서 긴장되고 초조한 순간에 스트레스가 될 만한 그림을 보여 주었다. 그 결과 식물성 기름을 섭취한 그룹의 실험자들은 심한 적대감을 보인 반면 DHA를 섭취한 그룹의 실험자들은 같은 심리적인 스트레스를 받았음에도 불구하고 안정된 상태를 보였다. 이 실험을 통해 고등어나 정어리 등의 지방에 많이 들어 있는 DHA가 스트레스를 해소하고 초조함을 방지해 주는 효과가 있다는 사실을 확인할 수 있었다. 여러 학회에서도 크게 주목한 실험 결과다.

 수험생 밥상을 다시 차리자

신경을 안정시켜 주고 초조함을 방지해 주는 DHA의 효과는 그 밖에 여러 가지 임상 실험을 통해서도 확인되었다. 짜증을 자주 내거나 수면 장애가 있는 아이들은 혈중 DHA와, 그와 관련된 지방산의 함량이 적다는 실험 결과도 있다. 초조함에서 벗어나 정신 상태가 안정되면 집중력도 높아진다. 집중력이 높아지면 사고력과 판단력이 향상된다. 그러나 요즘 젊은 사람들과 어린아이들은 생선을 기피하는 현상이 있다. 생선이 몸에 좋다는 소식이 알려지면서 예전에 비해 생선을 많이 먹으려는 노력을 하고 있긴 하지만 35년 전과 비교하여 생선 지방을 섭취하는 비율은 약 15~20% 정도 감소했다.

시험에 대한 부담이 크고 공부 때문에 지치거나 스트레스를 많이 받는 수험생은 반드시 생선을 많이 섭취하여 DHA의 섭취량을 늘리는 것이 좋다. 뼈를 발라내어 먹는 것이 귀찮다면 통조림을 이용해도 좋다. 수험생뿐만 아니라 일반인도 평상시에 생선을 많이 먹으면 스트레스에 강한 체질을 만드는 데 도움이 된다.

기억력을 좋게 하는 전갱이

가정에서 흔히 먹는 전갱이는 사시사철 잡히는 데다 맛도 담백하고 요리법도 다양하다. 주된 종류는 전갱이·갈전갱이·줄전갱이·눈전갱이 등이다. 가장 맛있는 것은 줄전갱이로, 주로 생선회와 생선초밥에 사용된다.

전갱이의 주성분은 단백질이며, 필수 아미노산이 고르게 들어 있다. 맛 성분인 글리신(Glycine)·알라닌(Alanine)·글루타민산 (Glutamic acid)·이노신산(Inosinic acid) 같은 아미노산도 풍부 하다. 정어리나 꽁치, 고등어에 비해 지방 함유량이 절반 정도이 므로, 비교적 선도가 유지되어 체내에서 부패되는 과산화 지질의 생성을 억제한다. 지방에는 불포화 지방산인 EPA와 DHA가 많 아 혈중 콜레스테롤을 억제하고 혈전을 방지하며, 기억력을 좋게 한다.

비타민으로는 B_1·B_2·니아신·B_6·B_{12} 같은 B군이 많이 들어 있고, 칼슘의 흡수를 도와주는 비타민D도 풍부하다. 미네랄은 아 연과 구리가 풍부하고, 칼슘 함유량은 많지 않지만 새끼 전갱이 를 뼈째 먹을 수 있도록 요리하면 10배 이상 섭취할 수 있다. 기 름에 튀기거나 식초와 매실 장아찌나 유자를 함께 넣어 오랫동안 조리면 뼈째 먹을 수 있어 영양가도 높아진다.

노화와 치매 예방에 좋은 정어리

정어리는 DHA·EPA·칼슘·셀렌(Selenium)·비타민D·비 타민E 외에 철·아연·타우린 등도 함유하고 있다. 이로 인해 종 합적으로 면역력을 높여 주는 건강식품으로 각광받고 있다. 골다 공증이나 골연화증을 예방하고 불안증을 해소하는 칼슘은 비타 민D를 동시에 섭취하면 흡수율이 더욱 높아진다.

 수험생 밥상을 다시 차리자

정어리의 비타민D 함유율은 어패류 중에서도 최고다. 뼈째 먹을 수 있도록 통째로 말린 것은 생정어리의 약 20배나 되는 칼슘을 함유하고 있으며, 50g으로 성인 여성의 하루 필요량을 충족시킬 수 있다.

DHA와 EPA 함유량 역시 어류 중에서 최고 수준이다. 뇌졸중·동맥 경화·비만의 원인이 되는 중성 지방을 감소시켜 혈전을 예방해 주고 나쁜 콜레스테롤을 감소시키며, 좋은 콜레스테롤은 줄어들지 않게 하는 작용을 한다. 치매 방지에 중요한 DHA가 꽁치의 2배, 혈전을 풀어 주는 EPA는 꽁치와 거의 비슷하게 들어 있다. 불포화 지방산은 혈액 순환을 원활하게 하여 동맥 경화를 예방하는 중요한 생리 작용을 한다. 특히 비타민E·D·B_2·니아신·B_6·B_{12}가 풍부하게 들어 있고, 강정 작용을 하는 아연은 꽁치의 1.6배나 된다.

유방암과 결장암을 예방하는 청어

청어는 고등어나 꽁치와 같은 등 푸른 생선으로 등쪽은 푸른빛을 띤 담흑색이고, 배쪽은 은백색이다. 성어기는 봄이며, 알은 1회에 3~10만 개, 평균 5만 개를 낳는다. 청어 알을 씹으면 톡톡 터지는 듯한 느낌이 드는데, 일식당에서 초밥을 시켰을 때 초밥 위에 얹혀 나오는 주황빛 나는 투명한 것이 바로 청어 알이다.

청어의 지방 함유량은 고등어보다 많고, EPA와 DHA도 풍부하여 동맥 경화를 예방한다. 특히 비타민D, E와 같은 효능을 갖고 있는 '셀렌'이 많이 들어 있다. 지난 1992년 1월 15일자 《뉴스위크》지에 의하면, "노르웨이에서는 100만 톤이 넘던 청어 어획량이 4,000톤으로 떨어지자 유방암과 결장암 발생률이 2배로 증가했다"고 한다.

이 밖에 칼슘·아연·비타민A·B_2·니아신·B_6·B_{12}도 많이 들어 있다. 특히 B_{12}의 함유량이 많아 생명력을 높여 주는데, 비타민 B_{12}가 부족하면 악성 빈혈이나 신경 질환을 일으키고 DNA 합성에 이상을 초래할 수 있다.

■ DHA의 효능을 높여 주는 베타카로틴

DHA에도 함정이 있다

학습 능력과 기억력, 사고력을 높여 줄 뿐만 아니라 콜레스테롤 수치를 낮춰 주고 혈압을 안정시켜 주는 효과가 뛰어난 DHA를 섭취할 때는 주의해야 할 점이 있다. 그것은 바로 DHA나 EPA 같은 불포화 지방산은 산소와 결합하면 쉽게 산화된다는 것이다. 불포화 지방산은 산화되면 과산화 지질이 되는데, 이는 동맥 경화나 암을 유발하여 우리 몸에 나쁜 영향을 미친다.

과산화 지질이 생기는 과정을 좀 더 자세히 알아보자. 몸속으로

수험생 밥상을 다시 차리자

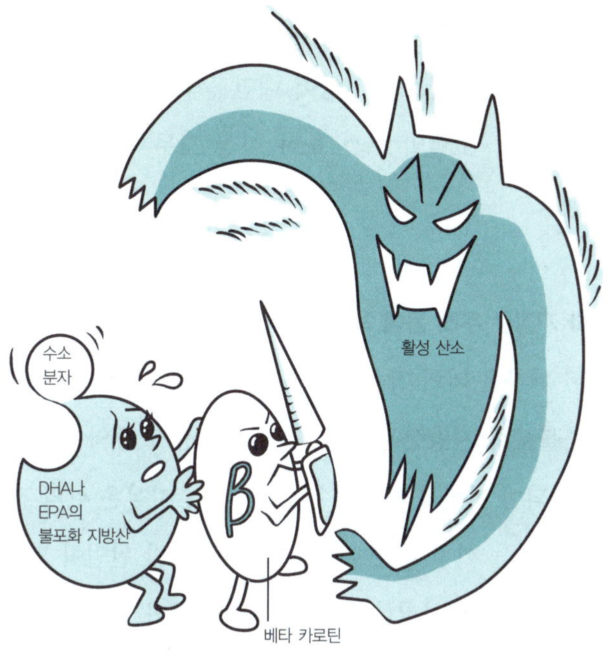

들어간 불포화 지방산은 산소가 접근하면 효소가 도와주지 않아
도 그곳에 있는 수소 분자들은 빠져 나간다. 그렇게 되면 불포화
지방산은 불안정한 상태가 되는데, 그럴수록 불포화 지방산은 산
소와 결합하여 안정을 찾으려고 한다. 산소를 빼앗긴 쪽 역시 원
래대로 산소를 보충하려고 한다. 이 과정에서 계속해서 몸속의
산소와 결합하여 유해한 과산화 지질이 생성되는 것이다.

　지방산과 결합하는 것은 활성 산소, 즉 매우 독성이 강한 물질
로, 우리가 호흡할 때 들이마신 산소의 일부는 몸속에서 자연스
럽게 활성 산소가 되어 침입해 오는 균과 이물질을 물리치는 방

어 기능을 수행한다. 그러나 불포화 지방산이 몸속에서 필요 이 상으로 많은 활성 산소를 만들어 내면 몸의 세포 조직을 공격한 다. 동맥 경화·고혈압·암·노화 현상 모두 활성 산소 때문에 발생한다.

과산화 지질은 우리 몸에 해롭다

오래된 기름은 뇌의 작용을 둔하게 한다. 식물성 기름에 함유되 어 있는 불포화 지방산은 열을 가하거나 공기 중의 산소와 결합 하면 산화되어 과산화 지질이 된다. 과산화 지질은 위와 간, 신장 에 나쁜 영향을 끼칠 뿐만 아니라 동맥 경화의 원인이 되기도 한 다. 과산화 지질을 섭취한다고 해서 그 증상이 눈에 띠게 드러나 는 것은 아니다. 그러나 계속해서 섭취하다 보면 몸속의 산소 공 급이 나빠져 두뇌 회전이 둔해진다. 그러므로 오래된 기름과 한 번 사용한 기름은 다시 사용하지 않는 것이 좋다.

생선 요리에는 녹황색 야채를 곁들인다

생선 요리를 할 때는 산화 방지 효과, 즉 항산화 작용을 하는 베 타카로틴을 함께 섭취하는 것이 좋다. 비타민 가운데 강력한 항 산화 작용을 하는 것이 몇 개 있는데, 그중 하나가 베타카로틴이 다. 몸속에 들어간 베타카로틴은 활성 산소가 불포화 지방산에 접근하는 것을 막기 위해 자신이 산화된다. 게다가 일단 산화된

 수험생 밥상을 다시 차리자

베타카로틴은 비타민E의 역할로 다시 되돌아간다.

　베타카로틴이 많이 함유되어 있는 식품은 녹황색 야채다. 당근·쑥갓·부추·시금치·호박·브로콜리처럼 '색이 진한 야채는 베타카로틴 식품'이라고 생각하면 쉬울 것이다. 또한 김에도 풍부하게 함유되어 있으므로 녹황색 야채 샐러드에 김을 짧게 찢어서 뿌려 먹으면 맛도 좋을 뿐만 아니라 베타카로틴도 훨씬 많이 섭취할 수 있다. DHA의 효과를 더욱 높이기 위해서는 당근이나 브로콜리 등의 따뜻한 야채를 곁들이거나 깨를 넣은 시금치 무침, 삶은 호박 등을 먹는 것이 좋다. 이렇게 하면 DHA의 효과가 더욱 높아진다. 항산화 작용이 가장 뛰어난 비타민은 A, C, E로, 이들을 '산화를 방지하는 비타민 에이스(ACE)'라고 부른다. 베타카로틴은 몸속에 들어가면 비타민A로 바뀌어 똑같은 작용을 한다.

　비타민A는 녹황색 야채나 장어 등에 많이 함유되어 있고, 비타민C는 모든 야채에 많이 들어 있지만 그중에서도 특히 밀감과 딸기에 풍부하다. 비타민E는 녹황색 야채와 콩류에 풍부하게 함유되어 있다. 야채를 많이 섭취하면 몸에 좋다는 것은 누구나 알고 있는 사실이다. 야채를 여러 요리에 잘 응용하면 DHA의 효능을 더욱더 향상시킬 수 있다.

DHA는 특히 전갱이 · 고등어 · 정어리 등의 등 푸른 생선에 많이 함유
되어 있다고 앞서 밝혔다. 그러나 DHA는 굽거나 튀기면 손실이 크고,
또 조릴 경우에는 DHA가 국물 속으로 빠져 나간다는 문제가 있다. 여
기서는 영양분의 손실 없이 국물까지 다 먹을 수 있는 생선 요리들을 소
개한다.

전갱이 토마토 샐러드

신선한 야채를 곁들여 영양가를 더욱 높인다

전갱이는 고혈압과 간장 질환 등에 효능이 있는 식품이다. 특히 익히지
않고 날로 먹으면 DHA를 100% 섭취할 수 있다. 전갱이를 다져서 먹기
쉬운 형태로 만들어 먹는 것도 좋은 방법이다. 모든 병의 원인이 되는
활성 산소를 제거하는 리코펜 성분이 풍부한 토마토와 각종 야채를 함
께 섞어 샐러드로 만들어 먹으면 DHA는 물론 리코펜의 효과를 볼 수
있다.

〔재료〕 전갱이, 토마토, 양파, 샐러드유, 식초, 소금, 양파, 후추

① 전갱이를 깨끗하게 씻어 소금과 후추를 약간 뿌린다.

② 토마토를 끓는 물에 데쳐 껍질을 벗긴 다음 도톰하게 썬다.

③ 양파를 잘게 썰어 물에 담가 매운맛을 제거한 뒤 물기를 없앤다.

④ 샐러드유와 식초, 소금, 양파를 넣고 야채를 버무린다.

⑤ 버무린 야채에 전갱이를 넣고 살짝 버무려 그릇에 담는다.

정어리 벌꿀 간장 조림

설탕 대신 벌꿀을 사용하면 칼로리가 높은 요리도 큰 부담 없이 안심하고 먹을 수 있다. 특히 분자가 작아서 우리 몸속에서 바로 에너지원으로 이용된다. 이러한 장점이 있는 벌꿀과 DHA가 풍부한 정어리가 한데 어우러진 건강 요리다.

〔재료〕 정어리, 무, 대파, 양파, 고추, 양념장(간장, 벌꿀, 생강즙, 다진 마늘, 청주, 깨, 후춧가루, 참기름)

① 정어리를 깨끗하게 씻어 준비한다.

② 간장, 벌꿀, 생강즙, 다진 마늘, 청주, 깨, 후춧가루, 참기름으로 조림 양념을 만든다.

③ 무, 대파, 양파, 고추를 썰어 준비해 둔다.

④ 냄비에 정어리를 넣은 다음 그 위에 양념을 뿌린다.

⑤ 물을 붓고 국물이 자박자박해질 때까지 조린다.

고등어 조림

고등어는 비린내가 많이 나는 생선이다. 특히 지느러미는 깨끗이 씻어도 비린내가 남으므로 깨끗하게 잘라 내고 이용하는 것이 좋다. 내장을 제거할 때는 머리 쪽을 잘라 내장을 꺼낸다. 머리를 자를 때 내장이 딸려 나오긴 하지만 손을 넣어 깨끗하게 제거하는 것이 좋다. 그러나 생선을 다루는 데 익숙하지 않은 사람은 시판되는 통조림을 이용해도 된다. 여기에 비타민C와 인, 칼슘 성분이 풍부한 청경채를 함께 넣으면 맛과 영양 모두 훌륭한 요리가 된다.

청경채는 치아와 골격 발달에 효과적일 뿐만 아니라 물질대사 기능을 촉진하고 세포 조직을 강하게 해 준다. 비타민A의 효과를 가진 카로틴 함량도 풍부하다.

〔 재료 〕 고등어 통조림, 무, 대파, 양파, 고추, 청경채, 양념장(간장, 설탕, 고춧가루, 생강즙, 다진 마늘, 청주, 깨, 후춧가루, 참기름)

① 고등어 통조림을 준비한다. 직접 손질할 경우에는 지느러미와 머리, 내장을 깨끗이 제거한 다음 소금물에 씻어 토막낸다.

② 간장, 설탕, 고춧가루, 생강즙, 다진 마늘, 청주, 깨, 후춧가루, 참기름으로 조림 양념을 만든다.

③ 무, 대파, 양파, 고추를 썰어 준비해 둔다.

④ 냄비에 다시마와 양파, 무를 깔고 고등어, 대파, 고추를 넣은 다음 그 위에 양념을 뿌린다.

⑤ 물을 자박하게 붓고 끓이다가 거의 다 익으면 청경채를 올리고 바닥에 깔린 국물을 끼얹어 살짝 익힌다.

 수험생 밥상을 다시 차리자

청어와 매실 장아찌 조림

빛깔이 청색이라서 청어란 이름이 붙은 청어는 정어리와 구별하기 어려울 정도로 생김새가 비슷하다. 과메기로도 불리며, 맛이 독특해서 여러 가지 방법으로 조리가 가능하다. 청어에는 소화, 흡수가 잘되는 양질의 단백질과 필수 아미노산이 골고루 들어 있다. 특히 청어의 지방에는 EPA와 DHA가 풍부해서 각종 생활습관병의 예방은 물론 기억력과 학습 능력 향상에 효과적이다. 시력 회복에 좋은 비타민A도 다량 함유되어 있어서 수험생에게 매우 좋다. 무엇보다 청어의 간에는 비타민B_{12}가 $5{\sim}80r\%(r = 1/1,000,000g)$나 들어 있기 때문에 빈혈 증상이 있는 사람에게 특히 좋다.

일본을 대표하는 음식 가운데 하나인 매실 장아찌는 우리에겐 그다지 친숙한 음식은 아니지만 최근 들어 그 효능이 알려지면서 크게 주목받고 있다. 매실 장아찌는 구연산 등의 유기산이 풍부하여 위장의 활동을 활발하게 하고 피로 회복에도 효과가 좋다. 또한 타액선과 위액선을 자극하여 소화액을 분비시키고, 전분질의 소화, 흡수가 정상적으로 유지되게 하는 기능이 있어서 식욕이 없을 때 먹으면 식욕을 돋울 수 있다. 식이섬유가 풍부하여 장을 깨끗하게 하고, 연동 운동을 촉진하기 때문에 변비에도 효과적이다. 특히 매실에 함유된 산은 강한 살균력과 해독력이 있어서 식중독 예방과 이질, 세균성 설사에 효과가 좋다.

DHA와 칼슘을 비롯한 몸에 좋은 성분들이 많이 함유되어 있는 청어와 피로 회복에 좋은 구연산이 들어 있는 매실 장아찌를 함께 섭취할 수 있는, 수험생에겐 더 없이 좋은 요리다.

〔 재료 〕 청어, 매실 장아찌, 파, 생강, 전갱이, 멸치 국물, 간장, 맛술, 청경채, 당근

① 청어는 아가미와 내장을 제거하여 깨끗하게 씻는다.

② 매실 장아찌를 적당히 자르고, 파를 3cm 길이로 잘라 놓는다. 생강도 얇게 썰어 놓는다.

③ 냄비에 ②와 전갱이, 멸치 국물, 간장, 맛술을 넣고 끓인다.

③ 끓어오르면 불을 줄여 약 15분간 더 조린다.

④ 청경채와 당근을 넣어 살짝 익힌 다음 그릇에 담는다.

통조림으로 만드는 간단한 DHA 요리

Cooking

통조림은 생선을 직접 다듬는 과정 없이 간단하게 조리할 수 있다는 장점이 있다. 통조림 중에서도 고등어 · 꽁치 · 정어리가 적당하다. 물론 통조림은 그대로 먹어도 좋지만 제철 야채와 함께 조리하면 영양가가 더욱 높아진다. 그러나 참치 통조림은 단백질은 풍부하지만 DHA나 EPA는 그다지 많지 않다는 것을 주의해야 한다.

수험생 밥상을 다시 차리자

고등어 미역 샐러드

비린 맛이 강한 고등어를 미역과 함께 샐러드로 만들어 먹으면 그 효과가 더욱 상승한다. 미역은 여러 가지 영양소를 골고루 지닌 알칼리성 식품으로, 골격과 치아 형성에 필요한 칼슘이 많이 들어 있다. 특히 성장기에 있는 청소년에게는 단백질과 칼슘 못지 않게 요오드가 중요한데, 미역에는 100g당 약 100mg의 요오드가 들어 있다. 알긴산, 푸코이단(Fucoidan) 같은 여러 가지 섬유질도 풍부하다. 이 성분들은 피하 지방이 축적되는 것을 막아 주어 비만을 방지해 준다. 장의 연동 운동을 도와 몸 밖으로 숙변을 배출해 주는 기능도 있다. 그러나 미역을 먹을 때는 파를 넣지 말아야 한다. 파에 들어 있는 인과 유황 성분이 미역에 들어 있는 칼슘의 흡수를 방해하고 파의 강한 냄새가 미역의 맛을 앗아가기 때문이다.

〔재료〕 고등어, 미역, 양파, 당근, 양배추 드레싱(샐러드유, 식초, 소금, 설탕)

① 싱싱한 고등어를 준비하여 지느러미와 내장을 깨끗이 제거한 다음 소금과 후추를 뿌린다.

② 미역을 물에 불려 미끌미끌하지 않게 문질러 씻어 적당한 크기로 자른다.

③ 양파는 채 썰어 물에 담가 물기를 제거하고, 당근과 양배추도 썰어 놓는다.

④ 샐러드유, 식초, 소금, 설탕으로 드레싱을 만들어 미역과 야채를 넣

고 버무린다.

⑤ 버무린 야채에 고등어를 넣고 다시 한번 살짝 버무려 그릇에 담아
낸다.

꽁치 된장 구이

생선의 비린내를 된장으로 중화한 건강 생선 구이

꽁치 역시 DHA와 EPA를 많이 함유하고 있는 등 푸른 생선의 하나로,
시력 회복에 좋은 비타민A가 쇠고기의 16배나 들어 있는 우수한 식품이
다. 뼈를 튼튼하게 하는 비타민D가 성인의 하루 필요량의 3배나 함유되
어 있으며 칼슘 · 인 · 니아신 등의 무기질도 풍부하다.

최고의 건강 발효 식품인 된장이 동시에 들어가 꽁치의 비린내를 중화
해 줄 뿐만 아니라 맛도 한층 더해 준다.

〔 재료 〕 꽁치, 양념장(된장, 맛술, 설탕, 생강즙, 통깨)

① 꽁치의 내장을 빼고 다듬어 물기를 제거한 다음 칼집을 넣는다.

② 된장, 맛술, 설탕, 생강즙, 통깨로 된장 양념을 만든다.

③ 꽁치에 된장 양념을 발라 석쇠에 굽는다.

꽁치 열무(배추) 조림

꽁치의 DHA와 열무(배추)의 아삭한 맛이 조화를 이룬다.

열무(배추)는 꼭 김치로만 만들어 먹어야 하는 것은 아니다. 꽁치를 조
릴 때 열무를 함께 넣으면 색다르면서도 깔끔한 맛을 느낄 수 있다.

식물 섬유가 풍부한 열무는 물론 꽁치의 DHA와 EPA, 각종 무기질을 동시에 섭취할 수 있는 요리다.

〔 재료 〕 꽁치, 열무(배추), 다진 파, 다진 마늘, 고추장, 풋고추, 붉은 고추, 대파, 고춧가루, 대파

① 꽁치는 건져 내어 체에 받치고 남은 국물은 버린다.

② 열무는 뿌리 쪽을 잘라 내고 손질하여 끓는 물에 무르도록 삶는다.

③ 삶은 열무 잎을 찬물에 헹궈 물기를 짜 낸 다음 다진 파와 다진 마늘, 고추장으로 양념한다.

④ 풋고추와 붉은 고추를 썰어 씨를 빼고 대파도 어슷어슷 썬다.

⑤ 냄비가 달궈지면 양념한 열무 잎을 먼저 볶는다.

⑥ 열무를 볶다가 물을 부은 다음 고춧가루를 넣고 끓인다.

⑦ 꽁치를 넣고, 고추와 대파를 넣어 맛이 어우러질 때까지 끓인다.

통조림 효과적으로 이용하기

통조림된 생선은 유통 기한이 상당히 길다. 물에 익힌 것은 3개월, 참치나 꽁치처럼 기름에 담긴 것은 1년 정도까지가 가장 맛있으므로 가능하면 오래된 것은 구입하지 않는 것이 좋다. 유통 기한이 지나지 않았더라도 1~2년 정도 지난 것은 가급적 피한다. 일단 개봉한 뒤에는 빨리 먹고, 남았을 경우에는 다른 용기에 옮겨 냉장고에 보관하되, 2~3일 내에 먹는 것이 좋다.

'지나친 것은 모자람만 못하다' 라는 말이 있듯이 아무리 몸에 좋은 식품도 과식하게 되면 오히려 건강에 해롭다. 언젠가 카카오가 동맥 경화 개선에 효과적이라는 말이 나온 이후 너도나도 코코아를 구입하려는 사람들 때문에 슈퍼에 있는 코코아가 거의 동이 나는 일도 있었다고 한다. 그러나 설탕이나 우유를 듬뿍 넣은 코코아를 매일 먹는 것은 오히려 몸에 해롭다.

그렇다면 생선은 어떨까? 사람이 30년 동안 정어리 회를 먹은 것과 같은 상태로 동물 실험을 한 결과에 의하면 전혀 문제가 없다고 한다. 이처럼 생선은 매일 먹어도 건강을 해칠 우려가 없으므로 안심하고 마음껏 먹어도 된다. DHA의 섭취가 목적이라면 생선회의 형태로 먹는 것이 가장 좋지만 생선회는 가격이 비쌀 뿐만 아니라 매일 먹으면 싫증이 날 수 있다. 이럴 때는 앞서 소개한 방법으로 조리해 먹으면 DHA를 쉽게 섭취할 수 있다.

오징어의 내장에도 DHA가 함유되어 있다는 것을 기억하라. 오징어뿐만 아니라 오징어 젓갈에 들어 있는 EPA나 DHA의 비율은 거의 차이가 없다. 생선 뼈나 등 푸른 생선에서 나는 독특한 냄새 때문에 생선 섭취를 피하는 사람들도 있는데, 그런 사람들에게 권하고 싶은 것이 바로 어묵 튀김이다. 어묵 튀김은 생선과 비교하여 EPA 함유량은 거의 같고

DHA는 생선의 약 80% 정도다. 그러므로 생선을 싫어해서 전혀 먹지 않는 사람도 어묵 튀김을 통해 DHA를 섭취하면 비린내 없이 생선을 즐길 수 있다.

어묵 튀김과 양파 샐러드

혈액 순환을 도와주고 변비를 예방해 주는 양파와 함께 먹으면 효과 만점

양파는 혈액 속에 들어 있는 불필요한 지방과 콜레스테롤을 녹여 주는 효과가 있어서 동맥 경화와 고지혈증은 물론 고혈압 예방과 치료에 효과가 좋다. 특히 지방 함량은 적은 대신 야채로서는 단백질 함량이 많은 편이다. 칼슘도 풍부하여 성장 호르몬과 같은 작용을 하기 때문에 성장기 어린이에게 매우 좋다. 날로 먹어도 되지만 굽거나 튀기거나 삶거나 말려서 먹어도 효과는 거의 비슷하다. 또한 장운동을 촉진하여 변비를 예방해 주는 효과도 있다. 늘 앉아서 공부하는 수험생들은 장운동이 원활하지 못하여 변비에 걸릴 가능성이 높은데, 양파를 많이 먹으면 변비를 해소할 수 있다.

생선 비린내도 나지 않고 뼈를 발라 먹지 않아도 되는 어묵과 변비 예방 효과가 뛰어난 양파가 함께 어우러진 최고의 샐러드 요리다.

〔재료〕어묵, 양파, 당근, 피망, 드레싱(샐러드유, 식초, 설탕, 소금)

① 다양한 모양의 어묵을 준비하여 물에 살짝 삶아 기름기를 제거한다.

② 양파를 채 썰어 물에 담가 놓아 매운맛을 제거한 다음 체에 받쳐 물기를 뺀다.

③ 샐러드유, 식초, 설탕, 소금으로 드레싱을 만든다.

④ 삶아 놓은 어묵과 양파에 드레싱을 끼얹어 버무려 그릇에 담아 낸다.

⑤ 채 썬 당근과 피망으로 마무리한다.

어묵 칠리 볶음

어묵의 부드러운 맛과 칠리 소스의 매콤함을 동시에 맛볼 수 있는 요리

칠리나 칠리 파우더에 양파와 피망, 식초, 설탕 등을 넣어서 만든 것이 칠리 소스다. 슈퍼마켓이나 마트에 가면 쉽게 구할 수 있으므로 시중에서 파는 것을 이용해도 된다.

〔재료〕어묵, 칠리, 마늘, 양파, 피망, 간장, 후추, 설탕, 고추기름, 소금

① 여러 종류의 어묵을 끓는 물에 데쳐 먹기 좋은 크기로 썬다.

② 칠리를 잘게 썬다.

③ 팬에 마늘과 칠리를 볶다가 어묵을 넣는다.

④ 어묵이 부드러워지면 양파와 피망을 넣는다.

⑤ 간장, 후추, 설탕, 고추 기름, 소금, 다진 마늘을 넣어서 맛을 낸다.

다시마 미나리 어묵 조림

원기 회복, 노화 방지에 좋은 요리

다시마는 물질대사를 촉진하여 원기를 회복시켜 주고 노화 방지에도 효과가 좋은 식품이다. 우유보다 훨씬 많은 칼슘을 함유하고 있으며, 생명 유지에 꼭 필요한 각종 미네랄이 풍부하다.

　수험생 밥상을 다시 차리자

미나리는 예부터 정신을 맑게 하고 피를 깨끗하게 해 준다고 알려져 있는 야채로, 주변에서 쉽게 볼 수 있지만 우리 몸에 유익한 성분이 많이 들어 있다. 비타민A를 비롯하여 $B_1 \cdot B_2 \cdot C$와 단백질 · 철분 · 칼슘 · 인 등의 무기질도 풍부하다. 식물 섬유가 창자의 내벽을 자극하여 운동을 촉진하기 때문에 변비에도 좋다.

〔재료〕 다시마, 어묵, 미나리, 간장, 설탕, 조미료 술, 생강즙, 물

① 다시마를 끓는 물에 데쳐 먹기 좋은 크기로 썬다.

② 어묵을 끓는 물에 데쳐 차가운 물에 헹군다.

③ 미나리를 깨끗이 다듬어 끓는 물에 데친다.

④ 다시마에 어묵을 말아서 미나리 끈으로 묶는다.

⑤ 간장, 설탕, 조미료 술, 생강즙, 물을 넣고 끓이다가 ④를 넣고 조린다.

베타카로틴을 자연스럽게 섭취할 수 있는 요리
Cooking

베타카로틴은 자연계에 존재하는 400가지 이상의 카로티노이드 가운데 하나로, 식물에 널리 분포하는 황색 · 적색 · 녹색 등 색이 진한 야채에 많이 함유되어 있다. 당근 · 호박 · 고구마 · 복숭아 · 토마토 · 귤 · 바나나 껍질에도 존재한다. 그러나 날것으로 먹으면 거의 흡수할 수 없고, 기름을 첨가해야만 함량의 60~70%를 흡수할 수 있다. 또한 베타카로

틴은 물에 데치면 녹아 버리기 때문에 데칠 때는 가능하면 짧은 시간에 빨리 데쳐야 한다.

알감자 브로콜리 볶음

칼슘과 비타민을 비롯한 각종 영양소가 풍부한 브로콜리와 알감자의 조화

꽃양배추라고도 불리는 브로콜리는 겨울에서 이른봄에 걸쳐 봉오리가 봉긋하고 작으면서 단단하고 진한 녹색을 띠는 것이 연하고 단맛이 난다. 녹색 채소 가운데서도 가장 영양가가 높은데, 생브로콜리 한 송이에는 칼슘 64mg · 인 195mg · 철 1.5mg · 카로틴 766μg · 비타민B_2 0.26mg · 비타민C 98mg이 함유되어 있다. 비타민C와 카로틴, 철분 함량은 배추나 양배추보다 월등히 높다. 비타민C 함량은 레몬의 2배나 된다. 싹튼 지 3일된 브로콜리에는 다 자란 브로콜리의 20~50배나 되는 설포라판이라는 항암 성분이 함유되어 있다고 한다. 또한 풍부한 베타카로틴이 비타민A의 결핍을 예방해 준다.

〔재료〕알감자, 브로콜리, 육수, 소금, 베이컨, 파슬리, 후춧가루

① 알감자를 깨끗하게 씻어 몇 군데 구멍을 낸다.

② 물에 조미료 또는 고형 육수를 조금 넣어 물이 끓으면 감자를 넣고 삶아 간이 배게 한다.

③ 소금을 넣어 끓인 물에 브로콜리를 삶아 헹군다.

④ 베이컨을 잘게 썬다.

⑤ 베이컨을 볶다가 알감자와 브로콜리를 넣는다.

⑥ 잘 볶아지면 파슬리 가루와 후춧가루를 뿌린다.

쇠고기 부추 볶음

소화를 돕고 장을 튼튼하게 해 주는 부추와 단백질이 풍부한 쇠고기의 조화

카로틴을 비롯하여 비타민 B_2, C, 칼슘, 철 등의 영양소를 듬뿍 함유하고 있는 부추는 몸을 따뜻하게 하고 감기를 예방해 주는 효과가 있다. 쇠고기는 최고의 단백질 공급원으로, 식물성 식품에는 적은 필수 아미노산이 풍부하다.

육류와 야채가 어우러져 있어 영양의 균형까지 잡을 수 있다.

〔재료〕 쇠고기, 부추, 양파, 붉은 고추, 소금, 후추

① 부추를 깨끗이 다듬어 4cm 길이로 썬다.

② 쇠고기를 채 썰어 갖은 양념을 하고 양파도 채 썰어 놓는다.

③ 붉은 고추를 반으로 갈라 씨를 제거하고 4cm 길이로 채 썬다.

④ 프라이팬에 기름을 두르고 쇠고기를 먼저 볶다가 양파를 넣어 한번 더 살짝 볶는다.

⑤ 부추와 붉은 고추를 넣은 뒤 소금과 후추로 간한다.

시금치 나물

시금치와 고소한 땅콩을 동시에 맛본다

시금치는 비타민과 무기질을 듬뿍 함유하고 있는 녹황색 야채로, 색깔이 짙을수록 영양가가 높다. 비타민과 무기질이 풍부해서 특히 어린이

와 노인들에게 좋다. 날시금치 100g에는 카로틴이 3,100mg, 비타민 A가 1,700I.U.나 함유되어 있는데, 이는 파슬리와 쑥갓, 부추 다음으로 많은 양이다. 비타민 A는 피부와 점막의 활동을 높여서 병에 대한 저항력을 길러 주며 눈의 피로나 시력 감퇴, 감기 예방에 효과적이다. 그뿐만 아니라 시금치에는 칼슘과 철분, 마그네슘 등도 풍부하여 빈혈 증상이 있는 사람이 많이 섭취하면 좋다. 칼슘은 초조한 증상이나 스트레스 해소에 효과적이다. 마그네슘은 칼슘이나 칼륨과 밀접한 관련을 갖고 있는 성분으로, 무기질의 균형을 유지해 주는 역할을 한다. 또한 시금치와 사과를 같은 분량으로 섞어 간 즙은 변비 해소에 탁월한 효과가 있어서 오랜 시간 의자에 앉아 공부하는 수험생에게 더없이 좋다. 수산(Oxallic acid)이 함유되어 있어서 날것을 오랫동안 많이 먹으면 수산이 칼슘과 결합하여 신장이나 방광에 결석이 생길 우려가 있으나 하루에 500g 이상 섭취하지 않는다면 걱정할 필요가 없다. 특히 칼슘이 풍부한 참깨와 함께 먹으면 시금치의 수산보다 칼슘의 양이 많아져 결석화를 방지할 수 있다. 그러므로 시금치를 먹을 때는 참깨와 함께 먹는 것이 좋다.

〔재료〕 시금치, 땅콩, 간장, 설탕, 다진 파, 다진 마늘, 소금, 간장, 깨소금, 참기름, 통깨, 실고추

① 시금치를 다듬어 끓는 물에 소금을 약간 넣고 줄기부터 넣어 데친다. 데친 뒤 바로 찬물에 헹군다.

② 물기를 꼭 짜서 4cm 길이로 썬다.

 수험생 밥상을 다시 차리자

③ 땅콩 껍질을 벗겨 부드럽게 빻아 간장과 설탕에 버무려 놓는다.

④ 다진 파, 다진 마늘, 소금, 간장, 깨소금, 참기름을 넣어 가볍게 버무린다.

⑤ 접시에 담은 다음 통깨와 실고추, 땅콩을 얹는다.

호박 퓌레

호박죽의 기본

호박은 박과에 속하는 식물 중에서 영양가가 가장 높다. 호박은 잘 익을수록 단맛이 증가하는데, 주로 당분이 늘어나기 때문이다. 산후에 부기가 있는 사람에게 가장 좋은 것으로 늙은 호박이 권장된 이유도 바로 호박이 갖는 특성 때문이다. 또 당뇨병에 걸렸거나 뚱뚱한 사람에게도 좋은 식품으로 알려져 있다. 호박을 가장 효과적으로 먹는 방법은 기름에 조리하는 것이다. 기름에 의해 카로틴의 흡수율이 높아지기 때문이다. 동짓날에 호박을 먹으면 중풍에 잘 걸리지 않는다는 말이 있는데, 이는 호박 속에 많은 비타민A와 C, B_2의 효과 때문이었을 것으로 짐작된다.

〔재료〕 늙은 호박, 물

① 호박 속을 꺼내서 속과 씨를 발라낸다. 속도 버리지 말고 넣는다.

② 호박은 껍질을 벗기지 말고 그대로 3~4cm 크기로 자른다.

③ 호박 속까지 냄비에 넣어 물이 자박자박해질 정도로 붓고 약 15분간 삶는다. 젓가락으로 찔러 보아 뭉그러지면 불을 끈다.

④ 호박이 식으면 국물과 함께 믹서기에 넣어 간다. 수분이 적어서 잘

갈아지지 않으면 물을 조금 붓는다. 믹서기가 없다면 절구에 넣어 찧어도 상관없다.

⑤ 호박이 질퍽해지면 넓은 그릇에 옮겨 담는다. 장기간 보관해 놓고 먹고 싶다면 밀폐 용기에 담아서 냉동 보관한다.

호박죽

부담 없이 먹을 수 있는 영양가가 풍부한 호박 요리

호박에는 토마토나 피망에 비해 훨씬 많은 양의 베타카로틴이 함유되어 있다. 특히 늙은 호박과 단호박을 함께 이용하면 색깔이 먹음직스러울 뿐만 아니라 단맛이 증가하여 설탕의 양을 줄일 수 있기 때문에 건강에 더욱 좋다.

〔재료〕 늙은 호박, 단호박, 팥, 대추, 밤, 콩, 찹쌀가루, 소금 또는 설탕

① 늙은 호박을 준비하여 얇은 숟가락으로 긁어 껍질을 벗긴다.

② 반을 갈라 속과 씨를 말끔히 파낸 다음 씻어서 얇게 썬다.

③ 단호박은 껍질이 매우 단단하므로 반을 갈라 속과 씨를 말끔히 긁어 낸 다음 찜통에 넣어 푹 무를 정도로 쪄서 숟가락으로 살만 떠 낸다.

④ 껍질이 터지지 않도록 팥을 삶아 놓고 대추와 밤, 콩을 미리 씻어 준비해 둔다.

⑤ 찹쌀가루를 익반죽하여 지름 1.5cm 크기로 빚어 놓는다.

⑥ 큰 냄비에 얇게 썬 호박을 담고 호박이 물에 잠길 정도로 물을 부어 푹 삶는다.

　　수험생 밥상을 다시 차리자

⑦ 호박이 물러지면 주걱을 이용해 으깨어 쪄 놓은 단호박과 삶은 팥, 대추, 밤, 콩을 넣어 푹 익힌다.

⑧ 콩이 익으면 새알심을 넣고 농도를 맞추어 한소끔 끓인다.

⑨ 소금이나 설탕으로 간을 한다.

단호박 어묵 조림

호박의 달콤함과 어묵의 부드러움을 동시에 맛본다

밤호박이라고도 하는 단호박은 그 맛이 밤과 고구마를 섞어 놓은 듯하지만 밤보다 당도가 높고 속이 고구마보다 알차다. 덕분에 쪄서 먹거나 죽으로 만들어 먹는 것은 물론 요즘에는 각종 찌개나 조림에도 이용되고 있다. 여기에 DHA가 풍부한 어묵을 함께 넣어 조리하면 영양은 물론 입맛을 잃기 쉬운 수험생의 미각을 돋우어 주는 최고의 요리가 된다.

〔 재료 〕 단호박, 어묵, 표고버섯, 당근, 양념장(간장, 조미료 술, 설탕, 물), 실고추

① 단호박은 반을 갈라 씨를 깨끗이 제거하여 껍질을 벗긴 다음 큼직하게 썬다.

② 신선한 어묵을 끓는 물에 살짝 데쳐 기름기를 제거한다.

③ 표고버섯을 불려 기둥을 제거한 다음 굵직하게 채 썬다.

④ 당근도 표고버섯과 비슷한 크기로 썬다.

⑤ 간장, 조미료 술, 설탕, 물을 넣어 양념장을 만든다.

⑥ 팬에 기름을 두른 다음 단호박과 표고버섯, 당근을 함께 넣고 볶다가

어묵과 양념장을 넣어 다시 한번 볶는다.

⑦ 실고추를 얹는다.

양배추 쌈

양배추의 달콤하고 담백한 맛을 그대로 즐기는 신선 요리

양배추에는 단백질, 칼슘, 비타민A, C, B_1, B_2를 비롯하여 위궤양에 효능이 좋은 비타민U가 풍부하다. 칼슘은 우유 못지 않게 잘 흡수되는 형태로 함유되어 있다. 특유한 냄새는 유기질 유황 때문으로, 익히면 냄새가 더 심하게 나는데, 이때 식초를 치면 그 냄새가 없어진다. 단백질로는 아미노산 중 생장에 필요한 필수 아미노산인 리신이 많아 발육기의 어린이에게 매우 좋다.

〔재료〕 양배추, 양념장(간장, 참기름, 참깨, 다진 파, 다진 마늘)

① 양배추를 반으로 갈라 가운데에 있는 심을 제거한다.

② 끓는 물에 양배추를 넣어 살짝 삶는다.

③ 양배추를 물에서 꺼내 한 장씩 떼어 낸다.

④ 간장, 참기름, 참깨, 다진 파, 다진 마늘로 양념장을 만들어 찍어 먹는다.

잘 익은 호박 고르는 법과 보관법

늙은 호박은 골이 많고 깊으며 짙은 황색을 띠는 것이 좋다. 겉에 하얀 분이 많이 피어 있는 것은 잘 익었다는 증거다. 껍질을 벗기지 않은 것

   수험생 밥상을 다시 차리자

은 실온에서 오랫동안 보관이 가능하지만 일단 자른 것은 냉장 보관하는 것이 좋다. 속씨를 그대로 두면 그 부분부터 상하기 시작하므로 속과 씨를 깨끗이 제거하고 적당한 크기로 썰어 비닐 봉지나 밀폐 용기에 담아 보관해야 한다.

호박죽 다양하게 즐기기

여러 가지 재료를 첨가하면 다양한 맛의 호박죽을 즐길 수 있다. 먼저 호박 퓌레에 우유를 첨가하면 부드러운 서양식 호박 수프가 완성된다. 차게 먹고 싶으면 차게 해서 먹어도 맛있다. 특별한 조리 과정 없이 만들어 놓은 호박 퓌레에 기호에 맞게 우유를 부어 마시면 된다. 호박 퓌레에 된장을 넣으면 일본식 된장 호박죽이 된다. 의외로 깔끔하면서 맛있다. 또한 중국식 계란 수프를 넣으면 간단하게 중국식 호박죽을 맛볼 수 있다. 중국 요리를 먹을 때 나오는 호박죽이 바로 이것이다.

3

수험생 건강을 유지해 주는 영양소

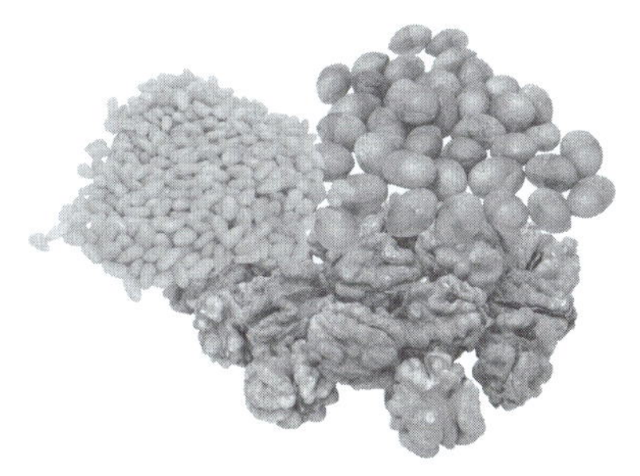

비타민B_{12}로 집중력을 높인다

■ 비타민B_{12}를 많이 섭취하면 성적이 오른다

비타민B_{12}가 주목받고 있다

학습 능력을 향상시켜 주고 노화 방지에 반드시 필요하다는 사실이 알려지면서부터 비타민B_{12}가 크게 주목받고 있다.

여기서 수험생들의 흥미를 끌 만한 실험 결과를 하나 소개하겠다. 실험에 참가한 학생들을 세 그룹으로 나누어 첫 번째 그룹에는 비타민B_{12}를 먹이고, 두 번째 그룹에는 결과에 영향을 끼칠 만한 것을 아무것도 먹이지 않고, 세 번째 그룹에는 가짜 약을 먹인 다음 한 달 동안 단순한 계산 작업에 몰두하게 했다. 이 계산은 '크레펠린 검사(Kraepelinscher Rechentest)' 라고 불리는 것으로, 반복되는 작업을 계속하면 작업량이 증가한다는 것을 확인하는

실험이다. 이 실험을 통해 그 작업량이 어떻게 증가했는지를 조사했다. 그 결과 비타민B$_{12}$를 먹은 그룹은 다른 두 그룹에 비해 작업량이 많고 또 증가 속도도 훨씬 빨랐다. 인도의 초등학교에서도 같은 실험을 한 결과 비타민B$_{12}$를 먹은 아이들은 한 달 동안 성적이 계속해서 상승했다. 이 실험 결과를 놓고 볼 때 비타민$_{12}$는 집중력과 판단력 등 뇌의 활동과 관계가 있다는 것을 알 수 있다. 쥐에게 미로를 빠져 나오게 하는 실험에서도 비타민B$_{12}$를 먹은 쥐는 미로를 빨리 탈출했다는 것을 이미 확인했다.

비타민B$_{12}$와 치매와의 관계

사람의 뇌는 몇 개의 영역으로 나눌 수 있다. 이마의 정중앙 뒤쪽에는 전두엽(前頭葉)이 있는데, 이곳은 뇌에 축적되는 말과 지식, 경험 등을 활용하여 행동을 프로그래밍하는 곳이다. 좌우의 관자놀이 근처에는 측두엽(側頭葉)이 있는데, 이곳에서는 언어와 공간 인식을 담당한다.

고령자를 대상으로 이 전두엽과 측두엽에 있는 비타민B$_{12}$의 농도를 조사한 결과 치매 증상이 있는 사람은 건강한 사람에 비해 비타민B$_{12}$의 양이 절반 정도밖에 되지 않는다는 것을 확인할 수 있었다. 이런 결과에 근거하여 미국 하버드 대학의 의학부 등에서는 치매 환자에게 비타민B$_{12}$를 투여하여 증상을 개선하는 데 효과를 보고 있다고 한다. 물론 치매는 수험생과는 직접적인 관계가 없을지 모른다. 그러나 비타민B$_{12}$는 뇌가 정상적인 기능을 하는 데 반드시 필요한 영양소라는 점을 꼭 기억해 두어야 한다. 또한 비타민B$_{12}$는 뇌의 신경선유(神經線維)를 생성하고, 잘려진 신경선유를 회복시켜 주는 역할도 한다. 뇌의 활동은 모두 신경선유가 담당하고 있다. 다시 말해서 우리가 생각하고 느끼는 활동을 도와주는 것 가운데 하나가 비타민B$_{12}$인 것이다.

비타민B$_{12}$가 결핍되면

비타민B$_{12}$가 결핍되면 우리 몸에 여러 가지 좋지 않은 증상들이 나타난다. 비타민B$_{12}$가 결핍되어 나타나는 증상은 크게 빈혈 증상과 신경계 증상 2가지로 나누어 볼 수 있다.

① 빈혈 증상 ─ 가슴이 두근거림 · 현기증 · 나른함 · 피로 · 창백함 · 두통 · 허약 · 변비나 설사 등의 위장 장애 · 소화 불량 · 식욕 부진 · 구내염 · 혀가 빨갛게 붓고 아프다 · 혀가 미끌미끌해짐 · 미각 장애 등

② 신경계 증상 ─ 기억력과 집중력 저하 · 우울증 · 무기력함 · 초조함 · 짜증 · 불안 · 울병 · 척추 변성 · 지각 장애 · 손발 저림과 통증 · 하지의 힘이 빠짐 · 치매 · 건망증 · 보행 곤란 등

비타민B$_{12}$를 섭취하기 위해 간과 등 푸른 생선을 많이 먹자

비타민B$_{12}$는 하루에 5㎍ 정도 섭취하는 것이 가장 좋다. 그러나

 수험생 밥상을 다시 차리자

뇌 기능을 향상시키기 위해서는 더 많이 섭취해도 된다. 비타민 B_{12}는 수용성으로, 몸속에 남아 있는 것은 소변과 함께 밖으로 배출되기 때문에 몸속에 저장되지 않는다. 그렇기 때문에 매일 섭취해도 좋다는 것이다.

비타민B_{12}를 많이 함유하고 있는 식품은 고기와 생선, 치즈와 같은 동물성 식품으로, 특히 동물의 간과 고등어, 정어리 같은 등푸른 생선에 많이 함유되어 있다. 야채나 콩 제품도 몸에 좋긴 하지만 비타민B_{12}는 함유되어 있지 않다. 비타민B_{12}를 '조혈(造血) 비타민'이라고도 하는데, 이는 비타민B_{12}가 적혈구를 만드는 기능을 하기 때문이다. 결핍되면 악성 빈혈이 되기 쉬우므로 결핍되지 않도록 주의해야 한다. 비타민B_{12}는 뇌뿐만 아니라 건강을 위해 반드시 필요하다.

■ 해조류를 먹으면 의욕이 생긴다

비타민B_{12}가 결핍되면 무기력해진다

뇌 속에는 약 1백40억 개의 신경 세포가 있는데, 이들은 그물 모양으로 쳐져 있다. 신경 세포는 외부에서 들어오는 정보를 온몸에 전달하여 사고와 기억, 감각 등을 만들어 낸다. 비타민B_{12}는 이 신경 세포 내의 핵산과 단백질을 합성하여 새로운 세포를 만들거나 회복시켜 준다. 즉, 우리가 기억하고 생각하고 느끼는 것은 모두 비타민B_{12}와 관련이 있다. 그래서 비타민B_{12}가 결핍되면 기억력과 집중력이 저하된다. 그러므로 수험생들은 특히 비타민B_{12}가 결핍되지 않도록 주의해야 한다. 비타민B_{12}의 결핍은 신경 계통에도 여러 가지 문제를 일으킨다. 무기력 · 초조함 · 우울증 · 짜증 등의 신경 불안정 증세가 그것이다. 만약 이러한 증상이 나타난다면 비타민B_{12}를 꾸준히 섭취하는 것이 좋다. 비타민B_{12}가 많이 함유되어 있는 음식들로 식단을 꾸미는 것도 좋은 방법이다. 비타민B_{12}는 피를 만드는 비타민이기 때문에 결핍되면 정상적인 적혈구를 만들어 낼 수 없다. 그렇게 되면 현기증이나 나른함과 같은 빈혈 특유의 증상이 나타나기도 한다. 이런 증상은 갑자기 나타나는 것이 아니라 서서히 진행되므로 이런 증상이 보인다면 비타민B_{12}를 꾸준히 섭취해야 한다.

칼슘 부족도 신경에 영향을 미친다

비타민B_{12}는 고기와 어패류에 주로 함유되어 있지만 해조류에도 들어 있다. 일반적으로 비타민B_{12}는 동물성 식품에는 많지만 식물성 식품에는 거의 함유되어 있지 않다. 그렇지만 해조류는 식물성 식품임에도 불구하고 그 표면에 번식하는 미생물이 비타민B_{12}를 합성할 수 있기 때문에 비타민B_{12}를 함유하고 있는 것으로 보인다. 해조류에는 비타민B_{12} 외에 칼슘도 풍부하다. 건강한

 수험생 밥상을 다시 차리자

상태일 때의 우리 몸은 약알칼리성이다. 그래서 체질을 약알칼리성으로 만드는 것이 건강의 비결이라고 하는 것이다. 우리 몸의 체액은 여러 가지 기능에 작용하여 그 복합 효과에 의해 약알칼리성을 유지하고 있는데, 그중 하나가 칼슘과 인의 비율이다. 칼슘과 인의 비율은 2대 1이 가장 좋다. 비율이 불균형하여 칼슘의 비율이 적어지면 골다공증이 생기거나 뼈에 점액질이 줄어들어 신경질을 잘 내는 등의 정신적 증상이 나타나기도 한다. 또한 칼슘은 초조함을 억제하는 작용이 있어서 칼슘이 결핍되면 집중력 저하나 신경 과민 등의 증상도 나타난다.

비타민B$_{12}$와 칼슘이 결핍되면 자연히 집중력이 저하된다고 보면 된다. 그러므로 집중력을 요하는 수험생은 2가지 성분을 동시에 섭취할 수 있는 해조류를 많이 먹는 것이 좋다. 미역이 듬뿍 들어간 된장국이나 구운 김, 톳 등을 먹을 것을 권한다.

칼슘은 무조건 생선 뼈를 많이 먹는다고 해서 보충할 수 있는 것이 아니다. 생선 뼈의 성분은 대부분 인산칼슘으로, 이것은 단독으로는 몸에 잘 흡수되지 않고 뼈와 함께 내장도 먹어야 제대로 효과를 발휘한다. 생선 내장에 함유되어 있는 비타민D가 칼슘의 흡수를 돕기 때문이다. 칼슘은 비타민D에 의해 흡수율이 좋아진다.

야채와 콩은 건강에 좋은 대표 식품이긴 하지만 유감스럽게도 식물은 비타민B$_{12}$를 합성하지 못한다는 단점이 있다. 그래서 식물에는 비타민B$_{12}$가 거의 들어 있지 않다. 채식 위주의 식사를 하는 사람들에게 가장 결핍되기 쉬운 영양소가 바로 비타민B$_{12}$이다. 집중력과 기억력을 향상시켜 주는 비타민B$_{12}$를 섭취하기 위해서는 소와 돼지고기의 간 또는 어패류를 많이 먹는 것이 가장 좋다. 생간을 먹지 못하는 사람들도 있는데, 조리 방법을 연구하면 먹기 쉬운 방법을 찾을 수 있을 것이다. 아래에 제시된 방법대로 조리해 먹는 것도 방법 가운데 하나다. 비타민B$_{12}$가 많이 들어 있는 생선으로는 참치 · 가다랑어 · 전갱이 · 방어 · 정어리 등이 있다. 그중에서도 살보다는 피가 섞인 부분에, 흰 살 생선보다는 붉은 살 생선에 더 많으며, 동물의 간에 특히 많이 함유되어 있다. 그 밖에 굴과 소라 등에도 많이 들어 있는데, 조개류에는 특히 내장 부분에 풍부하므로 내장까지 먹는 것이 좋다.

굴 브로콜리 수프

한창 식욕이 왕성한 청소년에게 좋은 요리

수산물 가운데 가장 완전 식품에 가까워 '바다의 우유'라고도 불리는 굴은 심장 질환과 간장에 특수한 효능이 있다. 칼슘 함량은 쇠고기의 8

배, 비타민A 함량은 쇠고기의 무려 17배에 이를 정도다. 특히 굴은 남성 호르몬인 테스토스테론(Testosterone)의 분비를 촉진하는 성분으로 알려진 아연 함량이 40mg%로, 어패류 가운데 가장 높다. 또한 글리코겐(Glycogen)의 왕이라 불릴 정도로 우리 몸속에서 바로 에너지로 사용 가능한 글리코겐 함량이 많다. 타우린도 풍부하여 콜레스테롤계 담석을 용해하고 간장의 해독 기능 강화 및 혈중 콜레스테롤 수치 감소에도 탁월한 효과를 발휘한다. 비타민B_{12}와 글리코겐이 풍부한 굴 역시 수험생이 적극적으로 섭취해야 할 식품 가운데 하나다.

이 수프는 야채가 많이 들어가기 때문에 영양 면에서도 좋다. 우유에는 칼슘뿐만 아니라 비타민B_{12}도 함유되어 있다.

〔 재료 〕 굴, 브로콜리, 밀가루, 버터, 양파, 당근, 감자, 우유, 생크림, 소금, 후춧가루

① 냄비에 밀가루와 버터를 넣고 볶아 화이트 소스를 준비한다.

② 손질한 브로콜리와 양파, 당근, 감자를 썰어 버터에 볶는다.

③ 볶은 야채가 투명해지면 우유를 붓고 준비해 둔 화이트 소스를 넣는다.

④ 멍울이 생기지 않도록 잘 풀어 주면서 끓이다가 굴을 넣고 기호에 따라 향신료를 넣는다.

⑤ ④가 푹 끓으면 믹서에 갈아 생크림을 넣어 농도를 맞춰 끓이다가 소금과 후춧가루로 간을 한다.

굴 두부 볶음

굴에는 글리코겐이 많이 들어 있다

굴은 소화가 잘되기 때문에 위에 부담을 주지 않는다. 성장기에 반드시 필요한 칼슘의 흡수율이 가장 빠른 식품이기도 하다.

두부의 풍부한 단백질까지 더해진 영양 만점 건강 요리다.

〔재료〕 굴, 두부, 소금, 기름, 간장, 설탕, 파, 마늘, 미림, 고추

① 연한 소금물에 굴을 흔들어 씻어 체에 걸러 물기를 제거한다.

② 두부를 도톰하게 썰어 소금을 약간 뿌려 둔다.

③ 프라이팬에 기름을 두른 다음 노릇노릇하게 두부를 굽는다.

④ 두부에 굴과 간장, 설탕, 파, 마늘, 미림, 고추를 넣어 함께 볶는다.

⑤ 기호에 따라 각종 야채를 넣는다.

굴 두부 찌개

단백질이 풍부한 두부와 글리코겐의 왕인 굴이 어우러진 시원한 국물 요리

생굴의 신선한 맛을 즐기는 것도 좋지만 국물 요리로 만들어 시원하고 담백한 맛을 느껴 보는 것도 좋은 방법이다. 특히 국물 요리는 입맛이 없더라도 쉽게 먹을 수 있다. 굴에는 학습 능력을 높여 주는 DHA와 콜레스테롤 수치를 낮춰 주는 타우린이 풍부하므로 꾸준히 섭취하면 건강에 이롭다.

이 요리는 맛이 자극적이지 않고 개운해서 입맛이 없는 아침에 먹으면 더욱 좋다.

〔재료〕굴, 두부, 소금, 무, 양파, 통고추, 새우젓, 마늘, 파, 붉은 고추

① 연한 소금물에 굴을 흔들어 씻어 굴 껍질을 잘 골라낸다.

② 두부를 먹기 좋은 크기로 썰어 놓는다.

③ 무와 양파, 파를 두부 크기로 썰고, 통고추도 채 썬다.

④ 물에 소금을 넣고 무를 넣어 끓이다가 새우젓으로 간을 맞춘다. 끓이는 도중 거품을 걷어 낸다.

⑤ 찌개 국물에 양파와 두부를 넣고 두부가 떠오르면 마늘과 굴, 파, 붉은 고추를 넣는다.

돼지고기 간 야채 볶음

씹었을 때 입 안에서의 감촉을 음미하면서 먹으면 더욱 맛있는 간 요리

간에 철분 함량이 풍부하다는 것은 이미 잘 알려진 사실이다. 철은 적혈구의 헤모글로빈을 만드는 구성 성분으로, 결핍되면 빈혈 증세를 일으킬 수 있다. 그러므로 빈혈 증상이 있는 사람이나 여성을 비롯한 수험생들이 많이 섭취하면 좋다. 간에는 철분뿐만 아니라 비타민B_{12}도 풍부하게 함유되어 있다. 특히 돼지의 간은 소의 간에 비해 비타민B_{12}가 10배나 많으며 값도 비싸지 않아 자주 이용해도 부담이 없는 식품이다. 간에서 나는 특유의 냄새 때문에 간 요리를 꺼리는 사람들도 있는데, 이 요리는 간을 우유에 담가 간 냄새를 제거했기 때문에 부담 없이 먹을 수 있다. 비타민과 식물 섬유가 풍부한 각종 야채가 동시에 들어가 있어 영양의 균형도 맞출 수 있다.

〔 재료 〕 돼지고기 간, 우유, 마늘, 파, 생강, 소금, 후춧가루, 양파, 피망,
기름

① 신선한 간을 준비하여 우유에 담가 냄새를 제거한다.

② 끓는 물에 마늘, 파, 생강을 넣고 간을 삶아 건진다.

③ 간을 도톰하게 썰어 생강즙, 소금, 후춧가루, 다진 마늘로 양념한다.

④ 양파, 피망, 붉은 피망을 간과 같은 크기로 썬다.

⑤ 팬에 기름을 두르고 간을 넣고 볶다가 야채를 넣고 한번 더 볶는다.

⑥ 소금과 후춧가루로 간한다.

간 샐러드

샐러드로 독특하게 즐기는 간 요리

철분과 비타민B$_{12}$ 함량이 풍부한 간은 씹는 맛이 촉촉하고 부드러워서
샐러드로 만들어 먹어도 그 맛이 일품이다. 오이와 양파의 아삭아삭함
과 철분이 가득한 간의 부드러움, 프렌치 드레싱의 상큼함이 한데 어우
러진 영양 샐러드다.

〔 재료 〕 돼지고기 간, 우유, 파, 마늘, 생강, 오이, 양파, 프렌치 드레싱(식용유,
식초, 양파, 통후추, 소금)

① 간의 막을 뗀 다음 우유에 담가 냄새를 제거한다.

② 끓는 물에 간, 파, 마늘, 생강을 넣고 삶는다.

③ 간이 익으면 물기를 제거하고 납작하게 썬다.

④ 오이, 양파를 곱게 채 썰어 찬물에 담갔다가 건져 물기를 제거한다.

수험생 밥상을 다시 차리자

⑤식용유, 식초, 양파 간 것, 통후추, 소금으로 프렌치 드레싱을 만든다.
⑥야채와 간을 그릇에 담은 다음 드레싱을 뿌린다.

미역 두부 된장국

비타민B와 칼슘을 동시에 섭취할 수 있는 미역과 부드러운 연두부의 조화

미역은 여러 가지 영양소가 골고루 함유되어 있는 강한 알칼리성 식품이다. 미역에는 골격과 치아 형성에 반드시 필요한 성분인 칼슘이 분유와 맞먹을 정도로 많이 들어 있다. 또한 미역에는 100g당 약 100mg이나 되는 요오드가 들어 있는데, 갑상선 호르몬의 성분인 요오드는 어린이의 성장과 발육에 반드시 필요한 영양소다. 물질대사를 조절하는 작용이 있기 때문에 어린이뿐만 아니라 성인에게도 반드시 필요하다. 칼슘과 요오드는 '천연 정신 안정제' 로 불리기도 한다.

또한 미역에는 알긴산과 푸코이단 같은 섬유질도 다량 함유되어 있다. 이 성분들은 장에서 당분의 소화, 흡수를 방지하여 피하 지방이 축적되는 것을 막아 준다. 장의 연동 운동을 도와 숙변을 배출해 주기도 한다.

수험생들은 시험에 대한 부담감과 긴장 등으로 인해 장의 연동 운동이 원활하지 않아 변비에 걸릴 가능성이 높다. 이럴 때 섬유질이 풍부한 미역을 많이 먹으면 변비 해소는 물론 비타민B_{12}를 비롯한 각종 영양소를 많이 섭취할 수 있다.

콩의 영양가가 그대로 살아 있는 된장에는 대두 사포닌과 리놀산, 비타민E, 콜린이 많이 함유되어 있어서 동맥 경화 예방에 큰 효과가 있다.

더욱이 미역의 식물 섬유(알긴산, 푸코이단 등)는 체내에 남아 있는 나트륨을 체외로 배출하고, 콜레스테롤을 줄이는 작용을 한다. 이 2가지 식품이 조화를 이루어 효과를 발휘하게 되면 동맥 경화의 위험을 줄일 수 있다. 여기에 두부를 더하면 그 효과는 더욱 커진다.

〔재료〕 미역, 유부, 멸치, 연두부, 된장, 소금

① 미역은 물에 불려 짧게 썰어 놓고, 유부는 끓는 물을 끼얹어 기름을 제거한 다음 채 썬다.

② 멸치에 물을 부어 끓이다가 멸치가 떠오르면 4~5분 정도 더 끓여 체로 건진다.

③ 멸치 국물에 유부를 넣은 뒤 연두부를 손바닥에 올려 부서지지 않도록 깍둑썰기하여 넣는다.

④ 연두부가 떠오르면 미역을 넣고 된장을 체에 걸러 푼다.

⑤ 간을 보아 싱거우면 소금으로 간을 맞춘다.

문어 미역 샐러드

손쉽게 만들 수 있는 건강 요리

문어에는 시력 회복과 빈혈 방지 효과가 탁월하고 콜레스테롤계 담석을 녹여 주는 작용을 하는 타우린이 매우 풍부하게 함유되어 있다. 타우린은 문어에 가장 많이 들어 있는 성분으로, 혈액 중의 중성 지방과 콜레스테롤을 억제하고 간의 해독 작용을 도와주는, 피로 회복에 효과적인 성분이다. 타우린은 두뇌 개발과 신경 정신 활동에도 관여하며, 눈의 망

 수험생 밥상을 다시 차리자

막 기능을 정상화해 주기도 한다. 문어에 많이 들어 있는 비타민 가운데 또한 빼놓을 수 없는 것이 바로 비타민B_{12}다. 앞에서도 밝혔듯이 '조혈 비타민'이라고도 불리는 비타민B_{12}는 철분을 섭취해도 치료되지 않는 악성 빈혈에 탁월한 효과를 발휘한다. 또한 문어에는 시력, 미각, 청각, 생식과 관련이 깊은 비타민A도 풍부하다.

미역은 식초에 무쳐 먹는 것도 좋지만 샐러드에도 넣어 먹어도 맛있다. 비타민B_{12}와 타우린이 풍부한 문어와 각종 영양소가 풍부한 미역이 함께 들어간 건강 요리다.

〔 재료 〕 미역, 문어 다리, 간장, 오이, 초고추장(고추장, 식초, 설탕, 참깨), 레몬

① 미역을 주물러 씻은 다음 물에 30분 정도 담가 불린다.

② 풀어진 미역을 끓는 물에 살짝 데쳐 찬물에 헹궈 먹기 좋게 썬다.

③ 냄비에 물을 붓고 간장을 풀어 문어 다리를 살짝 데쳐 썰어 놓는다.

④ 오이를 반으로 갈라 소금에 짜지 않게 절여 먹기 좋게 썬다.

⑤ 고추장, 식초, 설탕, 참깨를 넣어 초고추장을 만든다.

⑥ 접시에 미역, 문어, 오이, 레몬을 담고 초고추장을 곁들인다.

미역 멸치 조림

멸치의 칼슘과 미역의 비타민B_{12}를 동시에 섭취한다

성장기 어린이에게 꼭 필요한 영양소인 칼슘이 풍부하게 들어 있는 멸치와 미역을 동시에 섭취함으로써 칼슘 섭취량을 더욱 높인다. 미네랄

도 많이 섭취할 수 있다.

〔재료〕미역, 멸치, 새우, 조림장(간장, 맛술)

① 미역을 물에 불려 깨끗하게 문질러 씻은 다음 먹기 좋은 크기로 자른다.

② 찬물에 멸치를 넣어서 국물을 만든다.

③ 국물에 간장과 맛술을 넣어 조림장을 만든다.

④ 체에 받쳐 티를 골라낸 미역에 새우와 조림장을 넣고 조린다.

미역 계란 찜

완전 식품인 계란에 비타민B_{12}와 칼슘이 풍부한 미역을 넣은 건강 계란 찜

비록 크기는 작지만 각종 영양소가 풍부해 완전 식품으로 불리는 계란은 여러 가지 요리에 폭넓게 쓰이고 있다. 특히 계란 찜은 맛이 부드럽고 자극적이지 않아서 입맛을 잃은 수험생이 부담 없이 먹기에 그만이다. 야채 대신 비타민B_{12}와 식물 섬유가 풍부한 미역과 두뇌의 성장을 도와주는 닭고기, 각종 비타민이 풍부한 표고버섯을 함께 넣음으로써 맛은 물론 영양의 균형까지 잡았다.

〔재료〕미역, 계란, 다시마, 정종, 소금, 닭고기, 당근, 표고버섯

① 계란에 다시마 국물, 정종, 소금을 넣고 깨끗한 천에 걸러 낸 다음 미역을 섞는다.

② 잘게 썬 닭고기와 살짝 데친 당근, 표고버섯을 담는다.

③ 찜통에 넣어 강한 불에서 2분, 약한 불에서 15분간 찐다.

　　수험생 밥상을 다시 차리자

미역 초채

칼슘과 비타민은 풍부한 반면 칼로리는 낮아서 부담 없이 먹을 수 있는 미역에 식초를 넣어 새콤달콤하게 무쳐 먹으면 떨어진 식욕을 돋울 수 있다. 여기에 비타민과 무기질의 뛰어난 공급원이자 향과 색, 씹히는 감 모두 좋은 오이가 조화를 이뤄 맛을 더욱 풍부하게 해 준다. 특히 오이는 이뇨 효과가 뛰어나서 위병(胃病)에 좋으며, 엽록소와 비타민C가 풍부하여 피부 미용에도 좋다. 일반적으로 칼륨을 많이 먹게 되면 몸속의 나트륨을 많이 배출하게 되는데, 오이는 칼륨 함량이 높아서 몸속의 노폐물을 밖으로 배출해 준다.

〔 재료 〕 생미역, 소금, 오이, 양념장(간장, 식초, 설탕, 육수, 다진 마늘)

① 생미역을 소금으로 주물러 씻어 끓는 물에 소금을 넣고 데친다.

② 찬물에 헹구어 물기를 뺀 다음 먹기 좋은 크기로 썬다.

③ 오이는 0.3cm 두께로 썰어서 소금에 절여 두었다가 찬물에 헹궈 물기를 꼭 짠다.

④ 간장, 식초, 설탕, 육수, 다진 마늘을 넣고 골고루 섞어 간장 양념을 만든다.

⑤ 그릇에 데친 미역과 오이를 소담하게 얹는다. 간장 양념은 먹기 직전에 끼얹는다.

비타민B$_1$과 칼슘으로 중압감에서 벗어난다

■ 비타민B$_1$이 부족하면 능률이 오르지 않는다

식사의 균형이 맞지 않으면 초조해진다

마음이 초조해지면 공부의 능률이 떨어지게 되고, 이는 곧 또다른 초조함을 유발한다. 가족이나 주변 사람들에게 자신의 불쾌한 감정을 그대로 표출하는 수험생도 있다. 그런데 이런 증상들이 영양의 균형이 맞지 않아 일어난다고 하면 놀라는 사람이 많을 것이다. 하지만 하루 세 끼 식사로 주식과 부식을 균형 있게 섭취하면 초조한 증상을 예방할 수 있다.

요즘에는 커피와 빵으로 아침밥을 대신하는 사람들이 많은데, 이는 좋지 않은 방법이다. 커피와 빵으로 아침을 먹으면 점심때가 되기 전에 공복감을 느끼게 된다. 점심 시간 전에 공복감을 느긴다는 것은 뇌 역시 이용할 에너지가 없다는 것, 즉 뇌의 기능을 충분히 발휘하지 못한다는 것을 의미한다. 이렇게 되면 막상 점심 시간이 됐을 때 고픈 배를 채우기 위해 과식을 하게 되는 문제가 생긴다. 과식을 하고 나면 당연히 오후에는 졸음이 쏟아져서 좀처럼 공부에 집중을 할 수 없다.

우리 몸은 교감 신경과 부교감 신경이 각각 균형을 맞추어 작용함으로써 뇌의 활동과 정서에 영향을 미친다. 그런데 한꺼번에 밥을 너무 많이 먹게 되면 부교감 신경의 기능이 높아지고 교감 신경의 기능이 저하되어 공부의 능률이 떨어진다. 중요한 것은 '무엇을 어떻게 먹을 것인가' 이다. 그러나 아무리 밥이 뇌의 에너지원이라고 해도 곡류를 너무 많이 섭취하면 교감 신경의 기능이 저하되어 뇌의 기능이 둔해진다. 그런 점에서 주재료와 부재료를 균형 있게 섭취할 것을 권한다. 특히 주재료에는 단백질과 지방 성분이 많이 함유되어 있어서 소화 시간이 길기 때문에 공복감으로 인한 초조한 증상을 유발하지 않는다.

비타민B$_1$이 결핍되면 불면증이 온다

비타민B1은 뇌내의 물질대사를 촉진하고 정서를 안정시키는 데 없어서는 안 되는 중요한 물질이다. 뇌의 유일한 에너지원인 포도당의 생성에도 반드시 필요하다. 비타민B$_1$의 부족이 몸에 어떤 영향을 미치는지를 조사한 실험에 의하면 비타민B$_1$의 결핍은 정신적인 능력의 저하와 초조감을 비롯하여 각기병·빈혈·현기증·멀미 증상 등을 유발한다고 한다. 특별한 자각 증세 없이 기억력이 감퇴하는 것도 비타민B_1 결핍 증상 가운데 하나다. 숙면을 취하지 못하고 불면증에 가까운 상태가 되기도 한다. 특히 수험생의 경우에는 밤에 잠을 자지 못하면 다음 날 당연히 공부에 집중할 수 없다. 이런 일이 반복되면 스트레스가 쌓이는 원인이 되는데, 스트레스가 많아지면 위궤양이나 십이지장궤양에 걸릴 가능성이 높다. 특히 늘 정신적으로 긴장하고 있는 수험생은 비타민B_1을 충분히 섭취하는 것이 중요하다.

우리나라 사람들은 비타민B_1 섭취의 반 정도를 곡물에 의존하고 있다. 현미·발아 현미·강화미(强化米)·보리 등에는 비타민B_1이 많이 함유되어 있는데, 백미는 그 함유량이 매우 낮다. 100g당 비타민B_1 함유량을 조사해 보면 현미에는 0.41mg, 발아 현미에는 0.23mg 정도가 함유되어 있다. 강화미는 비타민B_1을 강화한 특수 영양 식품으로, 그 함유량은 125mg이나 된다. 그에 비해 백미에는 0.08mg밖에 함유되어 있지 않다. 비타민B_1은 물에 잘 녹고, 가열하면 파괴되는 성질이 있어서 밥을 짓게 되면 그 수치가 더욱 떨어지므로 가능하면 발아 현미나 강화미를 섭취할 것을 권한다. 그러나 흰쌀밥을 좋아하는 사람들도 있으므로 이런 경우에는 밥 이외의 다른 식품을 통해 비타민B_1을 섭취하는 것이 좋다. 돼지고기·두부·연어 알젓·명란젓·땅콩·팥·표고버

 수험생 밥상을 다시 차리자

섯·마늘·탈지 분유 등의 식품을 많이 섭취하면 비타민B$_1$의 결핍을 막을 수 있다. 생선의 비타민B$_1$ 함유량은 100g을 기준으로 장어 0.75mg, 명란 0.60mg, 전복 0.47mg 정도다. 비타민B$_1$의 하루 필요량이 성인 남자가 1.25mg, 여자가 1.0mg인 것을 감안하면 이들 생선을 하루 200g 정도씩 꾸준히 먹으면 비타민B$_1$ 부족은 걱정하지 않아도 된다. 특히 비타민B$_1$은 수용성이라서 아무리 많이 섭취해도 체내에 흡수되지 않고, 남은 것은 소변으로 배출되므로 마음놓고 먹어도 된다.

비타민B$_1$이 부족한 사람이 의외로 많다

비타민B$_1$은 모든 식품에 함유되어 있는 영양소가 아니기 때문에 음식을 통해 섭취하는 것이 의외로 어려울 수도 있다. 또한 물에 녹기 쉽고 조리나 보존 과정에서 영양소가 손실된다는 특성도 있다.

과거에는 각기병(脚氣病)으로 사망하는 사람들이 많았다. 각기병은 비타민B$_1$의 부족으로 오는 영양실조 증상 가운데 하나로, 다리가 붓고 마비되어 제대로 걷지 못하는 병증이다. 요즘에는 각기병으로 사망하는 사람은 많지 않지만 아직도 해마다 여러 명의 각기병 환자가 치료를 받고 있다. 건강 진단을 받은 사람들의 혈액을 무작위로 추출하여 조사해 본 결과 혈액 속의 비타민B$_1$이 부족한 사람이 약 2~3%에 이르렀다. 각기병 증상이 나타날 정도는 아니라고 해도 비타민B_1이 부족한 사람이 어느 정도 잠재해 있다는 증거다. 비타민B_1의 여러 가지 작용 가운데 하나가 뇌를 정상적으로 움직이게 하는 것이다. 좀 더 전문적으로 말하면 뇌 내 물질의 대사를 좋게 한다. 그렇기 때문에 비타민B_1은 정서와 정신을 안정시키는 데 있어 없어서는 안 될 영양소다. 비타민B_1이 결핍되면 초조함이나 피로감, 권태감이 온다. 무엇을 해도 의욕이 생기지 않는다면 비타민B_1의 결핍을 의심해 본다. 결핍 상태가 심해지면 심장과 신경에도 서서히 증상이 나타나기 시작하고, 심장이 두근거리거나 발이 저리고 붓는 증상도 나타난다. 앞에서도 밝혔듯이 우리나라 사람들이 비타민B_1을 섭취하는 주된 식품은 밥인데, 쌀은 도정 과정을 거치면서 비타민B_1이 많이 감소한다. 그러므로 일반 쌀밥보다는 현미나 강화미, 발아 현미로 지은 밥을 먹는 것이 좋다.

■ 비타민B_1이 많이 들어 있는 식품

초조함을 방지하고 집중력을 높여 주는 콩나물

우리는 마르고 허약한 사람을 종종 콩나물에 비유하곤 한다. 그러나 사실 콩나물은 매우 영양가가 높은 식품이다. 콩으로 재배가 가능한 식물에는 콩나물을 비롯하여 숙주나물, 알파파 등 여

　　수험생 밥상을 다시 차리자

러 가지가 있지만 그중에서도 콩나물은 콩의 단백질과 발아에 의해서 생기는 비타민류를 동시에 섭취할 수 있는 훌륭한 식품이다. 콩나물에는 여러 가지 비타민 가운데서도 수험생에게 필요한 비타민인 B_1이 풍부하다. 비타민B_1은 집중력을 높여 주고 정신을 안정시켜 주는 데 매우 효과적인 영양소로, 초조하거나 집중력과 기억력이 저하되었을 때 섭취하면 좋다. 특히 마음을 안정시키고 공부에 집중해야 하는 수험생에게 비타민B_1이 듬뿍 들어 있는 콩나물은 매우 좋은 식품이다.

콩나물에는 비타민C도 함유되어 있다. 비타민C는 저항력을 높여 주기 때문에 감기에 잘 걸리거나 여름을 심하게 타는 사람에게 매우 좋다. 식물 섬유도 100g 중에 2.3g이나 함유되어 있다. 식물 섬유는 변비 해소에 매우 효과적일 뿐만 아니라 몸속을 깨끗하게 정화하여 여러 가지 생활습관병을 예방해 주기도 한다. 이와 같이 우수한 효과가 있는 콩나물은 수험생의 뇌는 물론 전신을 지켜 주는 최고의 식품이다.

콩나물의 영양소를 파괴하지 않는 요령

콩나물의 생명은 신선함에 있으므로 신선도를 유지하기 위해서는 비닐에 넣어 보관하는 것이 좋다. 비타민B_1과 C는 모두 수용성이라서 물에 씻어 두면 중요한 영양소가 빠져 나간다. 또한 소쿠리에 담아서 냉장 보관하면 윤기가 없어진다. 조리할 때도 데

치거나 볶는 시간을 최대한 줄여야 한다. 데칠 때는 뜨거운 물에 소금을 한 줌 넣으면 삼투압이 바뀌어 비타민B_1과 아스파라트산 (Aspartic acid, 아스파라긴산)이 빠져 나가는 것을 막을 수 있다.

칼슘이 풍부하고 의욕을 불어넣어 주는 참깨

비타민B_1 식품으로 주목받고 있는 것이 참깨다. 참깨 100g에는 약 0.95mg의 비타민B_1이 함유되어 있다. 여러 가지 요리에 자주 이용되기 때문에 꾸준히 섭취할 수 있는 식품이기도 하다. 또한 참깨 100g 중에는 1,200mg이 들어 있을 정도로 칼슘 함량도 풍부하다. 칼슘은 정신 상태를 안정시켜 주는 작용이 있다. 그뿐만 아니라 참깨에는 비타민E도 들어 있는데, 이 성분은 뇌 기능을 정상적으로 유지하고 혈중 콜레스테롤 수치를 감소시켜 준다. 참깨의 20%는 단백질로 이루어져 있으며, 그 속에는 8종류의 필수 아미노산이 들어 있다. 필수 아미노산은 몸속에서 생성되지 않기 때문에 음식을 통해 섭취해야만 한다.

참깨에 함유되어 있는 여러 가지 단백질 가운데서도 특히 트립 토판은 피부를 젊게 해 주고, 머리카락에 윤기를 주며 불안한 마음을 진정시켜 준다. 트립토판에서 만들어지는 세로토닌(Serotonin)이라는 신경 전달 물질은 정신을 안정시켜 준다. 또한 참깨에는 불포화 지방산과 단백질이 풍부하여 스트레스에 대항하는 호르몬의 분비를 도와 정신을 안정시켜 주기도 한다. 《동의보감》에서도 '참

 수험생 밥상을 다시 차리자

깨를 오래 먹으면 몸이 가뿐해지고 오장이 윤택해지며 머리가 좋아진다'고 했다.

참깨가 가진 효과를 좀 더 향상시키기 위해서는 반드시 단백질 식품과 함께 먹는 것이 좋다. 인산과 단백질은 비타민B_1과 결합하여 효소가 되는데, 이는 심장과 근육 활동에 필요한 영양소다. 그러나 참깨는 알맹이가 너무 작아서 입속에서 잘게 부숴 먹을 수 없으므로 가능하면 절구에 빻아서 사용하는 것이 좋다. 그렇지 않고 통째로 섭취하면 소화가 원활하게 되지 않아서 애써 섭취한 좋은 성분이 대변과 함께 몸 밖으로 배출된다. 참깨는 먹기 직전에 빻아서 먹는 것이 좋다. 참깨를 빻아 오랫동안 보관해 두면 그 속에 들어 있는 리놀산이 산화되어 몸에 해로운 영향을 끼치는 과산화 지질이 되기 때문이다.

이처럼 몇 가지만 유의한다면 참깨를 통해 비타민B_1을 비롯한 칼슘, 비타민E를 섭취할 수 있다. 식탁에 항상 준비해 놓고 적극적으로 먹으면 좋다.

콩나물 무침

기억력과 집중력을 높여 주는 콩나물과 고춧가루의 매콤함이 조화

고춧가루를 넣어 매콤하게 무친 콩나물 요리는 입맛을 잃은 수험생에게 좋은 음식이다. 특히 고춧가루에 들어 있는 캡사이신(Capsaicin) 성분은 물질대사를 촉진해 칼로리 소모량을 늘리고 기운을 발산해 주는 효과가 있어서 스트레스 해소에 도움이 된다. 콩나물과 여러 종류의 야채를 곁들여 변화를 주는 것도 좋은 방법이다.

〔재료〕 콩나물, 참기름, 다진 파, 마늘, 소금, 깨소금, 고춧가루, 실고추, 통깨

① 줄기가 희고 통통하며 잔뿌리가 없는 콩나물을 골라 냄비에 넣고 물과 소금을 약간 넣어 삶는다.

② 데친 콩나물의 물기를 빼서 뜨거울 때 참기름을 넣고 버무린다.

③ 여기에 다진 파, 마늘, 소금, 깨소금, 고춧가루로 양념한다.

④ 실고추, 통깨를 뿌려 낸다.

콩나물 돼지고기 볶음

비타민B_1이 풍부한 돼지고기와 아삭아삭한 콩나물의 조화

돼지고기에는 쇠고기의 10배에 이르는 비타민B_1이 함유되어 있을 정도로 비타민B_1이 풍부하다. 피로를 회복시켜 주고 과민해진 신경에 탁월

한 효과를 발휘하는 돼지고기와 아삭아삭하면서도 비타민B_1이 풍부한 콩나물이 조화를 이룬 비타민B_1이 듬뿍 들어간 요리다.

〔재료〕 **콩나물, 돼지고기, 양념장(간장, 다진 마늘, 고춧가루, 깨소금, 참기름, 후춧가루), 기름, 실파, 통깨**

① 콩나물은 다듬어 깨끗이 씻어 건지고 실파는 4cm 길이로 썬다.

② 돼지고기를 채 썰어 밑간을 한다.

③ 간장, 다진 마늘, 고춧가루, 깨소금, 참기름, 후춧가루로 볶음 양념장을 만든다.

④ 팬에 기름을 두르고 돼지고기를 볶다가 고기가 익으면 콩나물을 넣는다.

⑤ 콩나물의 숨이 죽으면 볶음 양념장을 넣어 재료가 잘 섞이도록 다시 한번 볶는다.

⑥ 실파와 통깨를 뿌려 마무리한다.

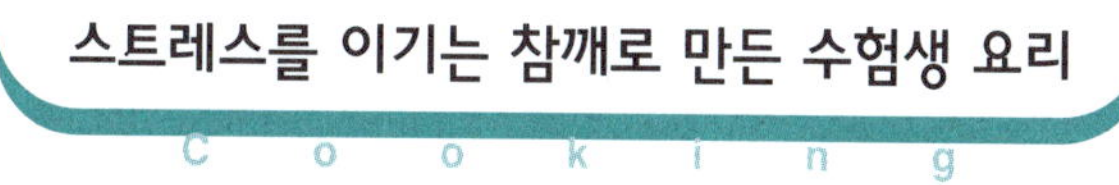

비타민B_1은 신경에 작용하여 정서를 안정되게 해 준다. 그 밖에도 참깨에는 신경을 가라앉히는 칼슘과 뇌의 활동을 정상적으로 유지해 주는 비타민E도 풍부하다. 평상시에 참깨를 적극적으로 섭취하여 스트레스나 중압감에서 벗어나도록 하자.

참깨 치킨 커틀릿

비타민B_1은 보조 효소로 작용하는 물질로, 단백질과 함께 섭취하면 효소로 바뀐다. 이 효소는 심장과 근육 활동에 반드시 필요한 물질이다. 쇠고기보다 더 많은 단백질을 함유하고 있는 닭고기는 강한 산성 식품이다. 두뇌의 성장을 도와줌은 물론 몸을 유지하는 데 있어 뼈의 역할을 돕고, 세포 조직 생성 및 각종 질병을 예방해 준다. 필수 아미노산도 풍부하여 뇌신경 전달 물질의 활동을 촉진하기도 한다. 닭고기는 섬유질이 가늘고 연하며 근육 섬유 속에 지방이 들어 있지 않아서 소화, 흡수가 잘된다. 그렇기 때문에 성장기에 있는 어린이나 노인, 회복 중인 환자에게 좋다. 또한 닭고기에는 고급 불포화 지방산의 하나인 리놀레산이 풍부하여 각종 생활습관병에도 효과가 있다. 비타민B_1이 풍부한 참깨와 칼로리가 낮고 양질의 단백질을 함유하고 있는 닭고기가 조화를 이뤄 간식으로 먹기에 손색이 없다.

〔재료〕 닭 가슴살, 소금, 후추, 밀가루, 계란, 빵가루, 기름, 머스터드 소스, 참깨

① 닭 가슴살을 1cm 두께로 포를 떠서 소금, 후추로 간하여 약 20분간 재워 둔다.

② 간이 밴 닭고기에 밀가루를 발라 계란 옷을 입힌다.

③ 고기에 골고루 빵가루를 묻힌다. 약간 수분이 있는 빵가루를 사용해야 두텁고 꼼꼼하게 묻어나며 기름에 튀겼을 때도 부드럽다.

④ 달궈진 기름에 넣어 3~4분 정도 튀긴다.

⑤ 벌꿀이 첨가된 머스터드 소스에 곱게 간 참깨를 듬뿍 넣어 곁들인다.

감자 참깨 조림

각종 비타민이 듬뿍 들어 있는 요리

참깨에는 비타민B_1과 E가, 감자에는 비타민C가 풍부하다. 특히 감자에 들어 있는 비타민C는 전분에 둘러싸여 있어서 가열해도 잘 파괴되지 않는다는 장점이 있다. 비타민이 풍부한 여러 가지 재료가 조화를 이룬 최고의 비타민 요리다.

〔재료〕 감자, 풋고추, 참깨, 양념장(간장, 다진 파, 다진 마늘, 물엿, 참기름)

① 감자 껍질을 벗겨 1.2cm 크기로 깍둑썰기한다.

② 감자의 뾰족한 모서리를 대강 다듬고 물에 헹궈 전분을 없앤 다음 물기를 제거한다.

③ 풋고추를 1cm 길이로 자른다.

④ 팬에 기름을 두른 다음 감자를 넣어 자주 저어 주면서 노릇노릇하게 볶는다.

⑤ 간장, 다진 파, 다진 마늘, 물엿, 통깨, 참기름으로 조림 양념을 만든다.

⑥ 감자가 어느 정도 익으면 조림 양념을 부어 조린다.

⑦ 감자가 익으면 풋고추를 넣고 국물이 줄어들 때까지 다시 한번 조린다.

깨강정

깨를 넣은 우유까지 시판될 정도로 깨는 건강 식품이다. 이런 깨를 종류별로 나누어 달콤한 맛이 나는 조청에 버무려 수험생 자녀에게 간식으로 주면 엄마의 정성을 느끼게 해 줄 수 있음은 물론 영양까지 듬뿍 담을 수 있다. 각종 깨를 통해 비타민B_1을 한꺼번에 맛볼 수 있는 영양 간식이다.

〔재료〕참깨, 들깨, 검정깨, 조청, 설탕, 참기름

① 참깨, 들깨, 검정깨를 깨끗이 씻은 다음 일어서 볶아 놓는다.

② 조청과 설탕을 냄비에 넣고 약한 불에서 서서히 조린다.

③ 깨를 들어 보아 실처럼 끈적이면 들깨, 참깨, 검은깨를 따로따로 뭉친다.

③ 도마에 참기름을 바르고 각각 밀대로 넓게 밀어 네모 또는 마름모 모양으로 썬다.

깨죽(임자죽)

수험생에게 있어 가장 중요한 음식 건강법은 결식과 편식을 삼가는 것이다. 특히 아무리 입맛이 없더라도 아침 식사는 반드시 챙겨 먹어야 한다. 앞에서도 여러 번 밝혔듯이 아침 식사를 거르면 집중력과 학습 능력이 떨어진다. 특히 깨죽은 피로를 풀어 주고 뇌에 활력을 주므로 밥이 부담스러울 때 깨죽으로 식사를 대신하는 것도 좋은 방법이다.

〔재료〕 쌀, 참깨, 물, 소금, 꿀

① 쌀을 씻어 불린다.

② 깨는 물에 2시간 정도 불렸다가 씻어서 고운 체에 거른다.

③ 씻은 참깨를 마른 팬에 넣어 물기가 완전히 마를 때까지 볶는다. 양념용보다는 조금 덜 볶는 것이 좋다.

④ 불린 쌀과 깨에 물을 부어 믹서에 갈아 체에 거른다.

⑤ ④를 바닥이 두꺼운 냄비에 넣고 물을 더 부어 엉기지 않도록 저어가며 끓인다.

⑥ 소금으로 간한 다음 꿀을 곁들인다.

참깨 우유

비타민B_1이 풍부한 참깨와 칼슘이 풍부한 우유를 동시에 섭취

우유를 마시고 싶어도 유당 불내증(Lactose intolerance)이 있어서 마시지 못하는 사람이 있다. 그러나 참깨를 갈아 넣어 마시면 마시기도 쉬울 뿐만 아니라 맛도 좋다. 우유의 칼슘과 참깨의 비타민B_1을 동시에 맛볼 수 있는 건강 음료다.

〔재료〕 참깨, 우유, 꿀

① 참깨를 분쇄기에 곱게 간다.

② 이것을 우유에 섞는다.

③ 기호에 따라 꿀을 넣어 마신다.

혈액 순환이 나쁘면
두뇌 활동이 둔해진다

■ 혈액 순환이 나쁘면 두뇌에 영양이 부족해진다

뇌에 혈액이 충분한가?

동맥 경화는 동맥이 탄력을 잃고 저항력이 약해진 상태로, 안쪽 벽에 중성 지방과 콜레스테롤이 붙어 있어서 혈액의 흐름이 원활하지 못한 증상이다. 특히 염분과 지방이 많이 들어 있는 패스트 푸드를 자주 먹는 사람은 혈관에 콜레스테롤과 중성 지방이 축적되기 때문에 동맥 경화에 걸릴 위험이 더 높다. 아직 젊기 때문에 괜찮다는 생각은 큰 오산이다. 혈관의 경화(硬化)는 말초 혈관에서 단백질 등이 완전히 분해되지 않았을 때도 일어난다. 더구나 말초 혈관은 가늘기 때문에 더욱더 막히기가 쉽다.

말초 혈관은 뇌에도 존재하는데, 뇌내의 말초 혈관이 막히면 세

  수험생 밥상을 다시 차리자

포나 조직에 영양과 산소가 공급되지 못하여 기능이 저하된다. 심하면 세포가 죽거나 뇌경색 등의 증상이 발병하기도 한다. 젊은 사람은 그나마 뇌경색의 위험에서는 덜하지만 뇌에 산소나 영양이 부족하면 정상적인 기능을 할 수 없다. 우리가 생각하고 외우는 등의 모든 활동은 뇌에 혈액을 충분히 공급하여 활발하게 움직이게 해 주기 때문에 가능하다. 그러므로 평소에 혈액이 원활하게 움직일 수 있도록 유지해야 한다.

콩 제품을 많이 먹는 사람은 건강하고 장수한다

혈관을 경화시키는 가장 큰 원인은 동물성 지방과 염분의 과잉 섭취에 있다. 특히 패스트푸드는 지방과 염분을 모두 과잉 섭취하게 만드는, 혈관의 가장 큰 적이다. 과거에는 주로 중·장년층의 병으로만 인식되었던 동맥 경화나 당뇨병이 젊은 사람에게서도 발병하게 된 데는 서구화된 식생활에 원인이 있다고도 할 수 있다.

혈관의 재료가 되는 것은 단백질이지만 혈관의 건강을 유지하기 위해서는 지방이 많은 단백질을 섭취해서는 안 된다. 단백질이 들어 있는 식품 가운데는 콩과 생선처럼 혈관의 유연성을 높이거나 혈액의 흐름을 원활하게 하여 혈액의 흐름을 개선하는 식품들이 많으므로 이런 식품들을 중심으로 식습관을 바꾸는 것이 좋다.

된장이나 두부와 같은 토속 음식에서 빠지지 않는 것이 콩이다. 콩 속에 들어 있는 포스파티딜콜린 성분은 뇌세포를 활성화시켜 세포를 싱싱하게 해 주고, 물질대사를 활성화시켜 신선한 혈액을 온몸에 보내 준다. 정신적·육체적으로 피로를 느끼기 쉬운 사람에게 포스파티딜콜린이 풍부한 콩 제품은 안성맞춤이다.

최근에는 콩에 콜레스테롤을 저하시키는 효과뿐만 아니라 혈관을 부드럽게 하는 효과도 있음이 다음과 같은 실험을 통해 밝혀졌다. 먼저 유전적으로 뇌졸중에 걸린 것처럼 만들어진 쥐 그룹에 일반식과 1%의 식염수를 먹였다. 그러자 혈압이 급격히 상승하여 눈 깜짝할 사이에 뇌졸중 증상으로 죽어 버렸다. 반대로 콩 단백질을 먹인 쥐 그룹은 혈압은 올라갔지만 뇌졸중은 발병하지 않았다. 해부를 해 보았지만 역시 뇌졸중 증상은 나타나지 않았다. 좀 더 조사해 본 결과 혈관이 부드럽고 탄력을 유지하고 있음을 알 수 있었다. 콩 단백질의 탁월한 효과를 확인할 수 있는 실험이었다.

실제로 콩이 많이 나는 지역에 사는 사람들은 심근경색 등의 순환기계 질환에 걸리는 경우가 적고, 장수한다는 조사 결과도 있다. 이런 결과에서도 볼 수 있듯이 콩 단백질의 효과는 엄청나다. 또한 콩 단백질은 몸속에 남아 있는 나트륨, 즉 염분을 몸 밖으로 배출해 주기도 한다. 나트륨은 고혈압의 원인으로, 고혈압은 동맥 경화를 유발하기도 한다. 콩에 들어 있는 이소플라본이라는

 수험생 밥상을 다시 차리자

여성 호르몬과 비슷한 작용을 하는 물질 역시 혈관이 막히지 않도록 하는 데 효과가 있다. 다양한 종류의 콩 제품을 매일 섭취하면 건강에 큰 도움이 될 것이다.

■ 혈액을 걸러 주고 간 기능을 강화하는 멸치

간장은 혈액의 여과 장치

병은 예방이 최선이라고 생각하는 한의학에서는 무엇보다 혈액 순환을 중요시한다. 혈액 순환이 원활하지 않아서 혈액이 말초 혈관까지 충분하게 공급되지 않으면 손발이 저리거나 혈관이 수축된다. 또한 뇌에 영양이 부족하여 정상적인 기능을 발휘할 수 없다.

혈액은 우리 몸속을 순환하면서 각 세포와 조직에 영양과 산소를 운반한다. 동시에 세포가 배출한 노폐물을 모아 간장으로 운반하기도 한다. 간장은 그 오물들을 분해하여 밖으로 배출하고, 다시 깨끗한 혈액을 만들어서 심장으로 보내는 역할을 한다. 그러나 간장의 기능이 저하되면 혈액은 더러운 상태 그대로 다시 심장으로 보내져서 우리 몸을 순환한다. 혈액이 더러우면 세포와 조직에 충분한 영양을 보낼 수 없다. 그러므로 뇌의 기능을 확실하게 하기 위해서는 혈액 순환이 원활하도록 혈액을 깨끗하게 유지하고 공급해 주어야 한다. 무엇보다 혈액의 여과 장치라고 할 수 있는 간장을 항상 건강하게 유지하는 것이 중요하다.

밤늦게까지 잠을 자지 않거나 육류를 많이 먹으면 좋지 않다

중국 의학에서는 '동물동치(同物同治)'라고 하여 사람의 병든 내장에는 동물의 같은 내장 부위를 먹어야 치료할 수 있다고 했다. 특히 간장을 건강하게 해 주는 멸치를 많이 먹는 것이 좋다.

멸치는 작은 생선을 통째로 말린 것으로, 멸치에는 간(간장)이 붙어 있다. 양질의 단백질과 칼슘도 풍부하게 함유되어 있다. 칼슘은 신경을 안정시키고 가라앉혀 줄 뿐만 아니라 스트레스에 의한 혈액 순환 장애에도 효과가 있다.

멸치는 하루에 4~5마리 정도를 그대로 먹거나 프라이팬에 볶아 믹서에 갈아서 음식에 뿌려 먹으면 좋다. 된장국을 끓일 때 국물을 우려내고 남은 것을 먹어도 된다. 머리와 배 부분에는 중요한 영양소가 많이 함유되어 있으므로 머리와 배 부분도 버리지 않고 먹는 것이 좋다. 계란이나 소의 간을 좋아한다면 생간과 부추를 곁들인 간 요리를 먹는 것도 한 방법이다.

밤늦게까지 잠을 자지 않거나 육류를 지나치게 많이 섭취하는 것은 혈액 순환 장애의 원인이 된다. 그러므로 공부는 낮에 집중적으로 하고 밤에는 일찍 자는 것이 좋다. 또한 육류 중심의 식생활을 생선과 야채 중심으로 바꿀 필요도 있다. 적당한 운동과 규

칙적인 생활을 하면 혈액 순환이 좋아지고 머리도 맑아져서 공부
도 더 잘된다.

표고버섯 된장 볶음

각종 비타민이 풍부한 표고버섯과 건강 식품인 된장의 조화

표고버섯에는 비타민B_1 · B_2 · B_6 등이 풍부하다. 피로를 회복시켜 주고 당질의 대사를 촉진하는 비타민B_1과 구강 관련 질환에 효과가 좋은 B_2, 피부염과 빈혈 예방에 좋은 B_6 등 각종 비타민이 풍부하므로 꾸준히 섭취하는 것이 좋다. 여기에 최고의 발효 식품인 된장이 조화를 이룸으로써 비타민은 물론 단백질까지 동시에 섭취가 가능하다.

〔 재료 〕 표고버섯, 쇠고기, 꿀, 참기름, 양념장(된장, 물, 다진 마늘, 설탕, 후춧가루)

① 표고버섯은 기둥을 잘라 낸 다음 잘게 채 썬다.

② 오목한 그릇에 된장, 물, 다진 마늘, 설탕, 후춧가루를 넣어 양념장을 만든다.

③ 냄비에 표고버섯과 다진 쇠고기를 넣고 볶다가 양념장을 넣는다.

④ 볶다가 꿀과 참기름을 넣고 잘 섞는다.

콩죽

아침 식사 대용으로도 좋고 간식으로도 좋은 부드러운 콩 요리

더 이상 설명이 필요 없을 정도로 콩은 우리 몸에 좋은 식품이다. 입맛

이 없는 아침이나 간식으로 콩죽을 먹으면 단백질 섭취는 물론 맛이 자극적이지 않고 부드러워서 소화도 잘된다.

〔재료〕쌀, 흰콩, 물, 소금

① 쌀을 씻어 불린다. 흰콩은 5~6시간쯤 불린다.

② 냄비에 불린 콩을 담고 콩이 잠길 만큼 물을 부어 살짝 삶는다.

③ 콩을 찬물에 헹구어 손으로 비벼 껍질을 벗긴다.

④ 믹서에 콩을 담고 물을 조금씩 부으면서 곱게 갈아 체에 거른다.

⑤ 냄비에 불린 쌀을 담고 물을 부어 끓이다가 쌀알이 반쯤 퍼지면 콩물을 붓고 바닥이 눌지 않게 젓는다.

⑥ 쌀알이 푹 퍼지면 소금 간을 한다.

청국장 찌개

콩의 영양소는 물론 발효 과정에서 생성된 효소가 듬뿍 함유되어 있는 요리

시큼한 냄새와 맛 때문에 청국장을 별로 좋아하지 않는 사람들도 많다. 그러나 청국장은 그야말로 콩이 지닌 자연의 영양소가 풍부하게 함유되어 있는 식품이다. 청국장에는 레시틴과 사포닌이 풍부하게 함유되어 있는데, 이 성분들은 모두 지방과 콜레스테롤을 흡수하여 몸 밖으로 배출하는 역할을 한다. 청국장의 주재료인 콩은 발효되는 과정에서 각종 성분의 흡수율이 증가하여 전에 없던 미생물과 효소, 생리 활성 물질을 만들어 낸다. 이 성분들은 모두 우리 몸의 물질대사 능력을 향상시킨다. 청국장은 생으로 먹을 때 가장 효과가 크지만 도저히 생으로 먹기 힘들

다면 찌개로 끓여 먹으면 된다. 그러나 찌개로 끓여 먹으면 영양소가 파괴되어 날것과 같은 효과는 100% 얻기 힘들다는 것을 염두에 두어야 한다. 따끈따끈한 밥에 청국장을 얹어 잘 익은 배추김치에 싸 먹거나 구운 김에 싸서 진간장을 살짝 찍어 먹어도 맛있다. 샐러드에 삶은 콩과 건포도를 넣듯이 청국장을 한 숟가락 정도 넣어 먹는 것도 좋다.

〔재료〕 청국장, 멸치, 다시마, 쌀뜨물, 김치, 무, 대파, 붉은 고추, 두부, 다진 마늘, 소금

① 내장을 뺀 멸치와 다시마에 물을 부어 약 15분간 끓인다.

② 국물이 우러나면 멸치와 다시마를 건진다. 좀 더 구수한 맛을 원하면 쌀뜨물을 이용하면 된다.

③ 씻은 김치와 무를 먹기 좋은 크기로 썰어 놓는다.

④ 대파와 붉은 고추는 어슷하게, 두부는 도톰하게 썰어 준비한다.

⑤ 국물에 청국장을 풀고, 김치와 붉은 고추를 넣고 끓인다.

⑥ 보글보글 끓으면 두부, 대파, 다진 마늘을 넣고 다시 한소끔 끓이다가 소금으로 간한다.

멸치 된장 조림

뿌리 채소의 식물 섬유와 된장을 동시에 섭취할 수 있는 건강 요리

무와 당근처럼 식물 섬유가 풍부한 뿌리 채소는 체내의 노폐물을 배출하는 데 없어서는 안 되는 중요한 식품이다. 보통 멸치는 풋고추나 꽈리고추와 함께 기름에 볶아 반찬으로 먹거나 국물을 내는 데 이용하는 경

수험생 밥상을 다시 차리자

우가 많은데, 된장에 조려 먹어도 맛이 좋다. 완벽한 발효 식품인 된장과 식물 섬유가 풍부한 각종 야채, 칼슘이 듬뿍 들어 있는 멸치가 조화를 이루는 건강 요리다.

〔재료〕 멸치, 무, 당근, 양념장(된장, 다진 마늘, 다진 파, 설탕, 후춧가루)

① 멸치는 머리와 내장을 떼지 말고 통째로 준비한다

② 무와 당근을 도톰하게 먹기 좋은 크기로 썬다.

③ 된장, 다진 마늘, 다진 파, 설탕, 후춧가루로 양념장을 만든다.

④ 냄비에 무와 당근을 깔고 멸치를 넣은 다음 양념장을 부어 자작하게 조린다.

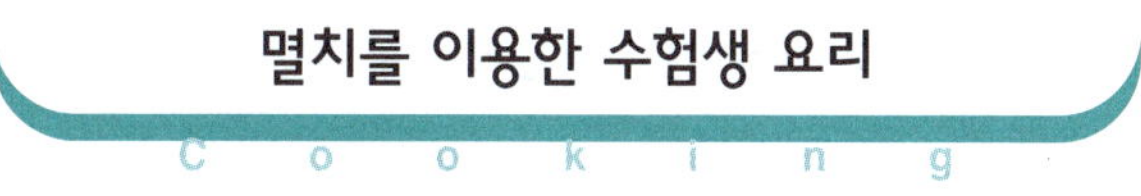

멸치를 이용한 수험생 요리

카레 멸치 튀김

카레와 멸치의 이중 효과로 뇌에 원기를 불어넣는다

카레에 들어 있는 여러 가지 자극 성분 중에서도 특히 매운맛 성분은 식욕을 증진해 주는 효과가 뛰어나다. 이들 천연 향신료 성분은 위장을 튼튼하게 해 주고 항산화 효과를 발휘한다.

혈액 순환을 좋게 해 주는 멸치와 뇌를 자극하여 활성화해 주는 카레가 조화된 요리로, 간식으로 제격이다. 약간 출출할 때 간식으로 먹으면 뇌의 원기 회복에도 도움이 된다.

〔재료〕 멸치, 밀가루, 카레 가루, 기름

① 멸치를 통째로 준비한다.

② 멸치에 밀가루 옷을 입힌다.

③ 물에 카레 가루를 푼다.

④ 멸치에 카레 가루를 입혀 기름에 노릇노릇하게 튀긴다.

잔멸치 볶음

칼슘의 보고인 멸치를 가장 간단하면서도 쉽게 섭취할 수 있는 요리

멸치 볶음은 가장 간단하게 맛볼 수 있는 멸치 요리다. 그러나 쉽게 구할 수 있고 자주 먹을 수 있다고 해서 그 영양까지 무시해서는 안 된다. 멸치에는 잘 알고 있는 대로 칼슘 성분이 풍부할 뿐만 아니라 혈액을 깨끗하게 걸러 주고 간장을 강화해 주는 효과가 있다.

〔재료〕 잔멸치, 붉은 고추, 풋고추, 마늘, 간장, 설탕, 물엿, 맛술, 통깨

① 잔멸치를 마른 팬에 살짝 볶는다.

② 볶은 멸치를 체에 담아 가루를 걸러 낸다.

③ 붉은 고추와 풋고추를 잘게 썬다. 꽈리 고추를 이용해도 된다. 단, 꽈리 고추를 이용할 때는 양념이 잘 스며들도록 구멍을 뚫어 준다.

④ 팬에 다진 마늘을 먼저 넣고 볶다가 멸치를 넣는다.

⑤ 멸치가 볶아지면 다진 고추를 넣는다.

⑥ 간장, 설탕, 물엿, 맛술을 넣어 볶은 다음 통깨를 뿌린다.

 수험생 밥상을 다시 차리자

다시멸치 고추장 무침

굵은 멸치를 개운하게 먹는 초간단 스피드 요리

〔재료〕 국물용 멸치, 고추장, 마늘, 물엿, 통깨, 참기름

① 국물용 멸치의 머리와 내장을 떼어낸 뒤 뜨거운 프라이팬에 볶아서 눅눅한 기를 없앤다.

② 고추장에 물엿과 다진 마늘을 섞어서 양념장을 만든다.

③ 볶아서 식힌 멸치에 양념 고추장을 넣고 잘 버무린다.

④ 골고루 버무렸으면 참기름과 통깨를 넣고 잘 섞는다. 많이 해 두면 맛이 없어지므로 그때그때 해 먹는 것이 좋다.

비타민E와
황산화 물질로
뇌 기능 저하를 방지한다

■ 뇌를 탄력 있게 해 주는 비타민E

비타민E를 손쉽게 섭취할 수 있는 견과류

1997년, 미국의 한 국립 건강 연구소에서 실험을 통해 뇌의 활동을 활발하게 해 준다고 알려져 있는 비타민E의 효과를 재확인했다. 실험은 미국 전 지역 23개 곳에서 알츠하이머형 치매를 앓고 있는 환자 341명을 대상으로 행해졌다. 알츠하이머형 치매가 수험생과 직접적인 연관은 없겠지만 뇌의 기능 저하라는 면에서 본다면 어느 정도 연관 관계를 찾을 수 있을 것이다.

먼저 실험 대상자를 4개의 그룹으로 나누었다. 그런 다음 첫 번째 그룹에는 가짜 약을, 두 번째 그룹에는 하루에 10mg의 파킨슨병 치료제를, 세 번째 그룹에는 하루에 2,000IU의 비타민E를,

 수험생 밥상을 다시 차리자

네 번째 그룹에는 파킨슨병 치료제와 비타민E를 각각 투약했다. 그리고 나서 약 2년 동안 실험 경과를 관찰했다. 그 결과 첫 번째 그룹에 비해 두 번째 그룹은 215일, 세 번째 그룹은 230일, 네 번째 그룹은 145일씩 치매 증상이 지연되는 것을 확인할 수 있었다. 실험 결과 중에서도 특히 비타민E를 투여한 세 번째 그룹의 결과가 흥미로웠다. 목욕이나 식사, 옷을 갈아입는 것과 같은 일상적인 행동을 하는 데 걸리는 속도를 측정해 본 결과 세 번째 그룹은 첫 번째 그룹에 비해 25%나 빠르다는 결과가 나왔다.

알츠하이머형 치매가 진행된 사람의 뇌는 신경 세포가 가장 많이 모여 있는 대뇌 피질 부분이 눈에 띄게 위축되어 있다. 위축된 부분을 현미경으로 자세히 관찰해 보면 지질이 산화되어 생긴 과산화 지질과 단백질이 결합되어 만들어진 리포프스틴을 볼 수 있다. 알츠하이머형 치매가 발병한 뇌는 신경 세포의 일부에 뭔가 다른 원인으로 인해 과산화 지질이 만들어지고, 이것이 주변 세포에까지 영향을 주어 산화시킨다. 이렇게 되면 기능을 유지할 수 없는 세포는 사멸하게 되고, 이로 인해 결국 뇌 전체가 위축된다. 그런데 비타민E가 산화를 억제하는 강력한 항산화 효과를 발휘한다는 것이다. 앞의 실험에서 알츠하이머형 치매의 진행을 늦출 수 있었던 것도 비타민E가 과산화 지질의 생성을 억제했기 때문이다. 비타민E는 불포화 지방산의 항산화제로 작용하여 과산화 지질의 생성을 막아 준다. 그래서 불포화 지방산의 섭취량이 많아지면 당연히 비타민E의 필요량도 증가한다. 그러므로 기름기가 많은 음식을 자주 먹는 사람일수록 비타민E도 많이 섭취하는 것이 좋다.

비타민E의 하루 필요량은 성인 남녀 모두 10mg 정도다. 그러나 비타민E는 지용성이라 지방 조직과 간, 근육에 저장되어 과잉 섭취했을 경우 두통이나 현기증, 구역질을 일으킬 수 있다. 또 시력이 흐릿해지거나 쉽게 피로를 느낄 수도 있으므로 주의해야 한다. 또한 비타민E는 혈관 벽의 세포를 강하게 하여 혈액 순환을 좋게 하고, 혈액 속의 중성 지방을 줄여 주는 효과도 있다. 비타민E가 풍부한 식품으로는 해바라기 기름·밀 배아 기름·장어나 다랑어와 같은 생선류·연어 알젓·명란젓·아보카도 등이 있다. 땅콩·아몬드·호두·잣 같은 견과류에도 비타민E가 풍부하다. 땅콩과 아몬드는 약간 배가 고프거나 출출할 때 가볍게 먹을 수 있는 비타민E 식품이다. 가지고 다니면서 먹기도 편하므로 스낵이나 과자 대신 간식으로 먹으면 뇌 활동을 활발하게 하는 데 도움이 된다. 잘게 부숴서 각종 요리에 뿌려 먹는 것도 좋은 방법이다.

호두

회복기에 있는 환자가 호두를 먹으면 회복이 빨라지고 머리카락에 윤이 난다고 한다. 추위를 타는 사람에게는 추위를 이길 수

 수험생 밥상을 다시 차리자

있는 훌륭한 식품이다. 호두는 단백질 함량이 육류보다 많으며, 지방은 돼지고기의 2배나 된다. 호두에는 불포화 지방산과 혈청 콜레스테롤 저하 작용이 있는 필수 지방산이 많아 콜레스테롤이 혈관에 불필요하게 부착하는 것을 막아 준다. 무기질과 비타민B_1이 풍부해서 매일 먹게 되면 피부에 윤이 나고 고와지며, 노화 방지와 강장 효과도 기대된다.

《본초강목》에 의하면 '호두는 간을 보하고 허리와 무릎을 따뜻하게 해 주고 변비를 낫게 하며 가래를 없애 준다'고 한다. 그 밖에 신장 기능을 강화하고 기억력을 증강하며 신경 쇠약 치료에도 효과가 있다.

땅콩

견과류 가운데 가장 쉽게 접할 수 있는 것이 바로 토코페롤의 보고인 땅콩이다. 땅콩 100g 중에는 단백질이 26g이나 들어 있다. 땅콩에 들어 있는 단백질의 60%는 글로블린 형태이며, 필수 아미노산인 리놀산과 아라키돈산(Arachidonic acid), 리신이 풍부하다. 땅콩에 들어 있는 지방의 80% 이상은 불포화 지방산으로, 특히 올레인산(Oleic acid)이 풍부하다. 비타민B_1 · B_2 · E 등의 비타민도 많이 함유되어 있어서 스태미나에 좋다. 하루에 땅콩 10개면 비타민E의 하루 필요량을 섭취할 수 있다. 그런데 땅콩은 갈색 껍질을 벗겨 두면 공기에 의해 쉽게 산화되기 때문에 껍질을 벗기지 않은 상태로 보관해야 한다. 특히 잘못 보관하여 곰팡이가 피면 아플라톡신(Aflatoxin)이라는 발암 물질이 생성되므로 보관에 유의해야 한다.

■ 뇌를 녹슬지 않게 해 주는 녹차

뇌가 녹슬면 영양이 결핍된다

최근 들어 활성 산소, 즉 유해 산소가 주목받고 있다. 산소는 우리가 숨을 쉬고 생활하는 데 없어서는 안 되는 매우 중요한 물질로, 산소 없이는 그 어떤 생명체도 생명을 유지할 수 없다. 효소와 세균, 곰팡이 역시 산소가 있어야만 번식이 가능하다. 그러나 산소는 대부분의 물질을 산화시키는 나쁜 역할을 한다. 특히 활성 산소는 보통 산소가 더 활성화된 것으로, 산화 작용이 강해서 접촉한 물질을 산화시켜 버리는 특성이 있다.

뇌는 다량의 산소를 필요로 하는 조직이다. 무게는 몸무게의 2%에 지나지 않지만 산소 소비량은 전체의 18%, 즉 몸의 평균 조직에 비해서 90%의 산소를 소비하고, 따라서 90%의 활성 산소를 발생시킨다.

튀김을 하고 난 뒤에 기름이 거무스름해지는 것도 기름이 산화되었기 때문이다. 사람의 뇌는 수분을 제거하고 나면 거의 반 정

    수험생 밥상을 다시 차리자

도가 지방인데, 특히 산소의 피해를 받기 쉬운 고도의 불포화 지방산이 많다. 뇌 역시 활성 산소의 영향을 받으면 기름과 마찬가지로 산화되어 과산화 지질이 증가한다. 그렇게 되면 세포막의 유동성이 나빠지고 세포도 필요한 영양을 섭취할 수 없게 된다. 이는 결국 알츠하이머와 같은 이상 증상으로 이어진다. 수험생은 알츠하이머의 직접적인 발병을 걱정할 필요는 없지만 뇌의 기능이 저하될 수도 있으므로 주의해야 한다. 이를 방지하기 위해서는 활성 산소의 독성을 제거해 주는 항산화 식품을 많이 섭취해야 한다. 주변에서 쉽게 접할 수 있는 항산화 식품은 바로 녹차다. 예부터 비타민E는 항산화 작용이 강하다고 알려져 있다. 특히 녹차 특유의 쓴맛과 떫은맛을 내는 성분인 카테킨에는 비타민E가 50배 이상이나 함유되어 있는 것으로 알려져 있다.

카테킨이 뇌를 지킨다

녹차의 쓴맛과 떫은맛을 내는 성분인 카테킨은 차의 성분 가운데 가장 많은 양을 차지한다. 카테킨은 몸속의 중금속과 활성 산소를 제거하는 효과가 있다. 특히 카테킨은 물을 부으면 빠져나가는 특성이 있어서 녹차를 마시면 카테킨을 쉽게 흡수할 수 있다. 몸속에 들어간 카테킨은 세포막의 표면에 달라붙어 있다가 섭취한 비타민C나 E와 협력하여 활성 산소를 제거한다.

녹차에서 추출한 카테킨에 비타민C와 E를 섞은 용액을 만들어

쥐에게 먹인 다음 그것이 뇌에 미치는 영향을 조사해 보았다. 그 결과 하루에 1mg/kg(몸무게가 60kg인 사람에게 하루에 60ml의 카테킨을 섭취하게 한 것과 같은 비율)의 카테킨으로 대뇌 피질과 해마, 그리고 소뇌의 과산화 지질이 확실히 줄어든 것을 확인할 수 있었다.

대뇌 피질은 진화 과정에서 가장 발달한 고차원의 뇌로, 생각과 판단을 하게 하고 의욕을 불러일으킨다. 해마는 기억을 담당하는 기억 저장고이며, 소뇌는 기억의 자동화와 깊은 관계가 있는 부분이다. 소뇌에 기억이 입력된다는 것은 곧 '머리보다는 몸으로 기억' 한다는 것을 의미한다. 그래서 대뇌 피질을 보다 고차원적인 사고나 판단을 하는 데 사용할 수 있다. 녹차의 카테킨은 바로 이런 중요한 부분을 활성 산소의 피해로부터 지켜 주는 역할을 한다. 또한 카테킨은 암 예방을 비롯한 꽃가루 알레르기와 접촉성 알레르기 피부염에도 효과가 있으며, 혈관의 유연성을 유지하여 혈압을 낮춰 준다.

그 밖에도 녹차에는 타닌과 비타민C와 E, 카로틴도 풍부하다. 타닌은 혈관을 수축시키는 작용이 있어서 상처가 났을 때 상처 부위에 녹차 가루를 뿌리면 지혈이 된다. 또한 위와 장의 점막을 보호하고 활동을 촉진하여 설사를 멈추게 하는 작용도 있다.

60ml의 카테킨을 섭취하기 위해서는 하루에 녹차 10잔 정도를 마셔야 한다. 10잔이 매우 많게 느껴질 수도 있지만 아침 · 점

심·저녁 식사 전후에 한 잔씩 마시고, 간식을 먹으면서 마시고, 틈틈이 생각날 때마다 물 대신 마시면 그다지 어렵지 않게 목표를 달성할 수 있다. 공부를 하면서 마시거나 졸음을 쫓기 위해 마시는 것도 좋은 방법이다.

물론 녹차뿐만 아니라 다른 차에도 카테킨이 함유되어 있기는 하다. 그러나 우리가 주변에서 쉽게 구할 수 있는 우롱차나 홍차와 같은 발효 차는 생산 과정에서 카테킨이 산화되었기 때문에 녹차에 비해 카테킨 함량이 적다. 녹차는 오래전부터 뇌 건강을 유지해 주는 차 가운데 하나로 손꼽혀 왔다.

견과류는 술안주로만 이용되는 식품이 아니다. 몸의 산화를 방지하고 뇌 기능의 저하를 막아 주는 효과가 있으므로 여러 가지 요리에 첨가하여 먹는 것이 좋다. 견과류의 독특한 향과 씹는 맛에 변화를 주는 것도 좋은 방법이다.

고등어 아몬드 튀김

고소한 아몬드를 튀김옷으로 이용한 고등어 요리

빵가루에 아몬드를 섞으면 맛있을 뿐만 아니라 더욱더 건강에 좋다. 칼슘과 인이 풍부한 아몬드를 스낵이나 음료 대신 간식으로 먹는 것은 좋은 방법이다. 여기에 DHA가 풍부한 고등어를 바삭바삭하게 튀겨 아몬드와 함께 먹으면 고소한 맛을 2배로 느낄 수 있다. 맛뿐만 아니라 눈으로도 음식을 즐기면 식사 시간이 더욱 즐거워질 것이다.

〔재료〕 고등어, 아몬드, 소금, 후춧가루, 밀가루, 계란, 기름, 체리, 레몬

① 고등어를 한 입 크기로 잘라 가운데에 칼집을 넣어 칼집 속으로 말아 넣는다.

② 고등어에 소금과 후춧가루를 뿌려 20분간 재워 놓는다

③ 고등어에 간이 배면 밀가루와 계란 옷을 입힌다

④ 빵가루에 아몬드를 묻혀 기름에 노릇노릇하게 튀긴다.

⑤ 접시에 야채를 올리고 그 위에 튀긴 고등어를 얹은 다음 체리와 레몬으로 장식한다.

뱅어포 아몬드 무침

식사 때마다 밥 위에 뿌려 먹으면 손쉽게 영양을 보충할 수 있다

실치포라고도 불리는 뱅어포는 멸치와 마찬가지로 뼈째 먹는 생선의 대표 식품이다. 성장기 아이들에게 꼭 필요한 칼슘이 듬뿍 들어 있어서 뼈를 튼튼하게 하는 데 좋다. 뱅어포 7장에는 무려 1,056mg의 칼슘이 함유되어 있다고 한다. 식탁에 항상 준비해 놓고 식사 때마다 먹으면 좋은 영양 만점 요리다. 단순하게 볶음으로만 조리해 먹기보다는 아이들이 좋아하는 볶음밥에 멸치와 함께 넣어 맛에 변화를 주고 영양을 더욱 보충해 주는 것도 좋은 방법이다.

〔재료〕 뱅어포, 아몬드 가루, 양념장(고추장, 마늘, 실파, 생강, 설탕, 참기름)

① 뱅어포를 준비하여 이물질을 골라낸다.

② 고추장, 마늘, 실파, 생강, 설탕, 참기름으로 양념장을 만든다.

③ 뱅어포에 골고루 스며들도록 양쪽으로 양념을 바른다.

④ 먹기 좋은 크기로 자른 다음 아몬드 가루를 뿌린다.

전갱이 호두 튀김

DHA가 풍부한 전갱이와 영양가가 높은 호두를 동시에 섭취

호두는 견과류 가운데서도 가장 영양가가 높은 식품이다. 호두의 주성분은 리놀렌산으로, 지방유도 40~50%나 함유되어 있다. 그 밖에 양질의 단백질과 비타민B_2, B_1, 미네랄도 풍부하여 피부 미용, 두뇌 발달, 귀울림 등에 효과가 있다. 리놀렌산과 비타민E는 동맥 경화를 예방하고, 비타민B_1은 탄수화물의 대사를 원활하게 하여 불안하고 초조한 증상을 억제한다. 호두는 본래 따뜻한 성질을 가지고 있어서 신장 기능이 약한 사람에게도 효과적이다.

DHA와 EPA가 풍부하여 두뇌를 건강하게 해 주는 전갱이가 동시에 들어간 두뇌 건강 요리다.

〔재료〕 전갱이, 호두, 정종, 소금, 밀가루, 계란, 호두, 기름, 셀러리, 겨자

① 전갱이를 포떠서 약간의 정종과 소금을 뿌려 둔다.

② 전갱이의 물기를 제거한 다음 가볍게 밀가루를 묻힌다.

③ 계란 흰자를 풀어 붓으로 전갱이에 바른다.

④ 전갱이에 다진 호두를 묻혀 기름에 튀겨 낸다.

⑤ 셀러리 잎을 깐 접시에 전갱이를 얹어 물에 갠 겨자와 함께 낸다.

견과류 볶음밥

여러 가지 견과류가 동시에 들어간 종합 견과류 요리

호두와 잣, 땅콩과 같은 견과류에는 두뇌가 성장하고 발달하는 데 꼭 필요한 영양소인 비타민E가 풍부하다. 불포화 지방산도 풍부하여 뇌를 발달시키는 데 좋다. 지방을 비롯한 단백질과 칼슘, 인, 철, 비타민B_1, B_2, C, E, 무기질이 풍부한 호두와 철분이 풍부하여 빈혈에 좋은 잣, 그 밖

수험생 밥상을 다시 차리자

에 여러 가지 견과류가 동시에 들어간 두뇌 건강식이다.

〔 재료 〕 호두, 잣, 해바라기 씨, 호박 씨, 양파, 마늘, 버터, 기름, 소금,
후춧가루

① 호두 알맹이를 미지근한 물에 담가 속껍질까지 말끔히 벗겨 굵게 다
진다.

② 마른 행주에 잣을 싸서 고깔이 벗겨질 때까지 닦는다.

③ 해바라기 씨와 호박 씨는 말라 있는 상태이므로 물에 담가 부드럽게
한다.

④ 양파를 굵게 다져 프라이팬에 버터와 기름을 두르고 마늘과 함께 볶
아 향을 낸다.

⑤ 양파가 투명해지면 견과류를 모두 넣고 함께 볶는다.

⑥ 밥을 넣고 볶다가 소금과 후춧가루로 간한다.

생땅콩 죽

땅콩의 고소한 맛과 영양을 동시에 느낄 수 있는 요리

땅콩은 당질이 적은 대신 글로불린(Globulin)이라고 하는 단백질과 필수
아미노산인 리신이 많이 들어 있다. 또 비타민B군과 E가 풍부하여 머리
를 많이 쓰거나 정신 노동을 하는 학생들에게 특히 좋다. 고지방, 스태
미나식이지만 필수 지방산인 불포화 지방산이기 때문에 콜레스테롤을
낮추어 준다.

밥을 먹기가 부담스럽거나 입맛이 없을 때 생땅콩 죽을 먹으면 위에 부

담을 주지 않으면서 입맛도 돋울 수 있다. 맛과 영양 모두 뛰어난 요리
이므로 건강 간식으로 먹어도 상관없다.

〔재료〕쌀, 생땅콩, 소금

① 쌀을 불려 1컵의 물을 붓고 믹서기에 간다.

② 생땅콩은 따뜻한 물에 2시간쯤 담갔다가 손으로 비벼 껍질을 벗긴다.

③ 손질한 땅콩을 믹서기에 갈아 체에 받쳐 둔다.

④ 냄비에 갈아 놓은 쌀과 물을 부은 다음 저어 가며 끓인다.

⑤ 한소끔 끓으면 갈아 놓은 땅콩을 넣고 불을 줄여 계속 저어 준다.

⑥ 알맞은 농도가 되면 소금으로 간한다.

녹차를 이용한 수험생 요리
Cooking

녹차에는 카테킨뿐만 아니라 비타민C와 E도 풍부하게 함유되어 있다.
특히 비타민C는 수용성이라서 물에 잘 녹기 때문에 녹차를 마시면 비타
민C의 섭취가 가능하다. 녹차 잎에는 물에 녹지 않는 카로틴과 비타민E
가 남아 있으므로 녹차 잎까지 먹는 것이 좋다. 녹차 잎을 믹서기에 갈
아서 어묵이나 계란 프라이, 햄버거 등에 넣어 먹는 것도 좋다. 특히 빻
은 참깨나 가다랑어포와 섞어 먹으면 뇌 혈관을 지켜 주는 카테킨을 비
롯한 여러 가지 영양소를 한꺼번에 섭취할 수 있다.

 수험생 밥상을 다시 차리자

녹차밥

녹차밥은 고소하고 쫀득거리며 쌉쌀한 맛이 입맛을 자극한다. 뜸이 들 때 품어내는 구수한 향기는 군침을 돌게 한다. 뜨거울 때 날달걀을 깨뜨려 넣거나 미나리, 김 등을 섞은 양념장을 끼얹어 비벼 먹어도 좋다.

〔 재료 〕 여러 가지 잡곡(쌀, 현미, 흑미, 조, 수수 등), 물 3컵씩, 녹찻잎 1큰술, 소금 약간

① 여러 가지 잡곡을 섞어 깨끗이 씻은 후 물에 20분간 불린다.

② 녹찻잎은 손으로 한 번 비벼 잘게 부순다.

③ 압력솥에 불린 잡곡을 담고 부순 녹찻잎을 넣는다. 기호에 따라 녹찻잎의 양을 조절한다.

④ ③에 밥물을 붓고 소금을 약간 넣어 밥을 짓는다.

⑤ 뜸이 충분히 들어 밥이 고슬고슬해지면 그릇에 담아 낸다.

뇌에 자극을 주어
뇌를 각성시킨다

■ 정보 처리 능력을 높여 주는 카레

카레를 먹으면 뇌가 맑아진다

우리 식탁에 자주 오르는 카레는 한약과 비슷한 점이 많다. 한약은 동물, 식물 또는 광물에서 채취한 것으로, 말리거나 썰거나 정제한 생약을 말한다. 카레는 향신료의 하나로, 역시 강황, 후추, 생강, 울금 등 여러 가지 재료를 섞어서 만든다. 생강이나 산초처럼 카레의 재료와 생약의 재료가 중복되는 경우도 있다. 그렇다면 카레는 우리 몸에 어떻게 좋은가? 또한 카레는 우리 몸에 어떤 영향을 미치는가? 이를 알아보기 위해 실시한 실험을 하나 소개하겠다.

먼저 25~39세의 여성 6명을 실험 대상자로 정했다. 그리고 이

 수험생 밥상을 다시 차리자

들에게 건더기가 거의 들어 있지 않은 상태로 조리한 카레와 일반 죽을 각각 섭취하게 한 뒤 60분 동안 뇌의 혈액 흐름을 측정해 보았다. 그 결과 카레를 먹은 그룹의 뇌 조직의 혈류량이 일반 죽을 먹은 그룹에 비해 2~4% 정도 증가한 것을 확인할 수 있었다. 이는 혈관 확장제를 2알 정도 먹은 것과 같은 효과다. 또 65세 이상의 고령자를 대상으로 한 실험에서는 카레를 먹은 뒤부터 뇌내의 혈액량이 3~4% 증가했다. 약 1시간 정도 그 상태를 그대로 유지하는 사람도 있었다.

다음에는 뇌파를 측정하여 카레에 의해 뇌의 활동성이 어떻게 변화하는지를 조사했다. 그 결과 카레를 먹으면 특히 머리 꼭대기 부분의 활동성이 높아진다는 것을 알 수 있었다. 이는 결국 카레가 각성 능력과 정보 처리 능력을 향상시켜 주는 효과가 있다는 것을 의미한다. 카레는 맛도 좋을 뿐만 아니라 우리 몸에 여러 가지 유익한 효과가 있다. 카레를 자주 먹음으로써 뇌가 맑고 신선하게 활동할 수 있게 하면 시험 공부에도 더욱 열중할 수 있을 것이다.

■ 김치로 뇌세포를 자극한다

고추의 매운 성분인 캡사이신으로 뇌를 활성화한다

우리가 매일 먹고 있는 음식 가운데 빼놓을 수 없는 것이 김치다. 김치에는 고춧가루가 많이 들어간다. 고춧가루의 매운맛을 내는 성분은 캡사이신으로, 우리 몸에 여러 가지 효과가 있다. 캡사이신의 효과 가운데 하나는 바로 뇌세포를 활성화하는 작용이다. 김치를 먹으면 알싸한 자극을 느낄 수 있는데, 이는 캡사이신이 신경에 적당한 자극을 주어 뇌세포에까지 영향을 미치기 때문이다. 또한 몸을 따뜻하게 해 주어 혈관을 확장시켜 전신의 혈액 순환을 원활하게 해 주기도 한다. 콜레스테롤을 제거하는 효과도 있어서 혈액 순환을 도와 뇌에 신선한 산소와 영양을 공급하는 데도 도움을 준다.

김치에 들어가는 재료 가운데 하나인 마늘 역시 혈액을 깨끗하게 해 준다. 김치는 식물 섬유와 비타민, 발효 과정에서 발생한 유산균 등 여러 가지 성분을 한꺼번에 섭취할 수 있는 최고의 건강 식품이다. 그뿐만 아니라 김치에는 변비 해소는 물론 거칠어진 피부와 주근깨, 기미 등의 피부 문제를 개선하는 데 효과적인 성분도 다량 함유되어 있다.

■ 최근에 더욱 주목받는 김치의 영양

빠지지 않고 끼니때마다 식탁에 오르는 김치는 우리나라를 대

 수험생 밥상을 다시 차리자

표하는 발효 식품이다. 오랜 역사를 지니고 발전해 왔으며, 현대 식생활에서도 그 위치를 굳건히 지키고 있다. 최근 들어 식품의 성분이 과학적으로 밝혀지고 균형 잡힌 식사가 건강에 필수적이라는 인식이 확산되면서 육류보다는 야채에 대한 관심이 급증하고 있다. 그 과정에서 김치의 영양학적 가치에 대한 연구와 재평가가 이루어지게 되었고, 우리나라뿐만 아니라 외국에서도 김치에 대한 인기가 높아졌다.

김치의 주원료로 쓰이는 각종 채소는 칼슘·구리·철·인 성분 등 우리 몸에 꼭 필요한 염분과 무기질을 함유하고 있어서 체액을 알칼리성으로 만들어 준다. 동물성 젓갈에 많이 들어 있는 단백질은 발효 과정에서 분해되어 칼슘의 뛰어난 공급원이 되기도 한다. 특히 다 익은 김치에 풍부한 유산균은 다른 유해균을 억제하여 이상 발효를 막아 주고, 정장 작용을 하여 대장암 예방에 효과를 발휘한다.

비타민A와 C가 풍부하고 노화를 방지해 주는 고추, 강력한 살균 효과와 더불어 물질대사를 활성화해 주는 알리신(Allicin)이 풍부한 마늘, 그리고 고수, 갓, 무청 등 비타민이 풍부한 야채까지 한데 어우러진 김치는 그야말로 세계 최고의 발효 식품이라 할 수 있다.

카레를 싫어하는 사람은 별로 없을 것이다. 맛이 있을 뿐만 아니라 뇌를 활성화하는 효과까지 뛰어나므로 특히 수험생에게 적극적으로 먹으라고 권유하고 싶다. 카레에 들어가는 재료를 좀 더 다양하게 연구한다면 더욱더 건강에 좋은 카레를 먹을 수 있다. 등 푸른 생선을 이용하면 DHA를 섭취할 수 있고, 제철 야채를 듬뿍 넣으면 비타민과 미네랄을 보충하는 데 큰 도움이 된다.

정어리 파인애플 카레

DHA가 풍부한 정어리와 카레의 자극 성분으로 뇌의 원기가 증가한다

정어리는 양질의 단백질과 칼슘이 풍부하며 다른 영양소들이 균형 있게 들어 있는, 성장에 효과적인 생선이다. 쇠고기 100g에 칼슘이 약 6g 정도 함유되어 있는 데 반해 정어리에는 쇠고기의 16배나 되는 칼슘이 들어 있다. 특히 칼슘의 흡수를 촉진하는 비타민D 함유량은 도미의 66배에 달하며, 두뇌에 좋은 DHA도 풍부하다.

카레에 고기 대신 칼슘과 DHA를 풍부하게 함유하고 있는 정어리를 이용하는 것도 좋은 방법이다. 파인애플의 상큼하면서도 달콤한 맛이 더해지면 맛이 더욱 풍부해진다. 정어리뿐만 아니라 DHA가 풍부한 다른 재료들을 함께 넣으면 뇌의 원기 회복에 도움이 된다.

〔재료〕정어리, 파인애플, 카레 가루, 감자, 당근, 호박, 양파, 소금

① 감자, 당근, 호박, 양파를 깍둑썰기하여 순서대로 프라이팬에 볶는다.

② 정어리와 파인애플도 야채 크기로 썰어 준비해 둔다.

③ 볶아 놓은 야채에 물을 넣어 끓인다.

④ 물에 카레 가루를 풀어 야채에 붓는다. 한꺼번에 넣지 말고 농도를 맞춰 가면서 넣는다.

⑤ 정어리와 파인애플을 넣은 다음 입맛에 맞게 소금 간을 한다.

고등어 카레 튀김

각성 효과가 있는 카레와 DHA가 풍부한 카레로 공부의 효율성을 높인다

밀가루에 카레 가루를 섞어 튀김옷으로 이용하면 카레를 다양하게 즐길 수 있다. 바삭바삭한 카레 맛과 DHA가 풍부한 고등어가 입맛을 더욱 돋우어 준다.

〔재료〕고등어, 카레 가루, 소금, 후춧가루, 밀가루, 기름, 레몬, 파슬리

① 고등어를 포떠서 5~6cm 길이로 토막내어 소금과 후춧가루로 간 한다.

② 밀가루와 카레 가루를 덩어리지지 않게 고루 섞어 고등어에 골고루 묻힌다.

③ 고등어에 튀김옷을 입혀 180℃의 기름에서 바삭바삭하게 튀겨 낸다.

④ 튀긴 고등어를 접시에 담고 레몬과 파슬리를 곁들인다.

돈가스 카레라이스

돈가스 소스 대신 카레를 얹은 향긋한 요리

남녀노소를 불문하고 누구나 좋아하는 돈가스는 부담 없이 즐길 수 있는 돼지고기 요리다. 여기에 늘상 먹던 돈가스 소스 대신 카레를 뿌려 먹어 보라. 카레에는 식욕을 증진해 주고 위장을 튼튼하게 하는 효과가 있어서 입맛을 잃기 쉬운 수험생에겐 그만이다. 돈가스와 카레 2가지를 모두 색다르게 즐길 수 있는 요리다.

〔재료〕카레 소스, 돈가스

① 카레 소스를 만든다.

② 카레 소스에 어떤 재료를 넣느냐에 따라 맛이 다양해지므로 여러 가지 재료를 선택한다. 특히 토마토를 넣으면 훨씬 깊은 맛이 난다.

③ 돈가스를 튀긴다.

④ 돈가스 위에 카레 소스를 얹는다 .

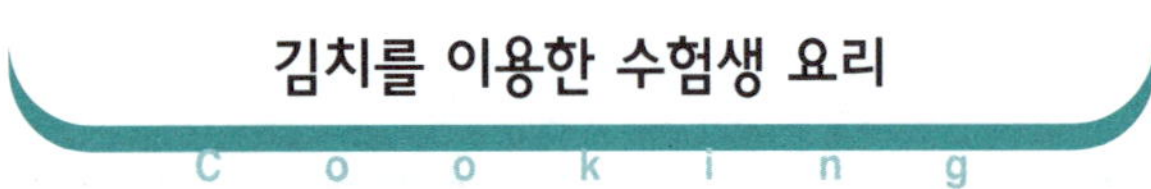

우리나라의 대표 음식인 김치의 우수성은 이미 우리나라뿐만 아니라 전 세계가 인정하고 있는 바다. 특히 우리나라는 추운 겨울이 닥치기 전에 겨울 내내 먹을 김장 김치를 미리 준비해 두는데, 바로 이 김장 김치야

수험생 밥상을 다시 차리자

말로 여러 가지 효능을 발휘하는 최고의 영양 식품이다. 그러나 요즘 젊은 주부들 가운데는 김치를 담그는 솜씨가 서툴러서 시중에서 파는 김치를 사다 먹는 경우가 많다. 그러나 김치는 생각하는 것만큼 담그기가 그다지 어렵지 않다. 특히 요즘에는 절인 배추와 김치 양념을 따로 파는 곳도 있다. 그래서 솜씨가 서툴거나 시간이 없어서 김치를 직접 담그지 못하는 사람도 쉽고 간단하게 김치를 담가 먹을 수 있다. 이런 재료들을 구입해서 김치를 담가 먹다 보면 어느 순간 자신감이 붙어서 스스로 김치를 담글 수 있게 될 것이다.

배추김치

근채류를 섞어서 버무리면 영양 면에서 더욱 좋다

매끼 식사에서 김치가 빠지는 일은 거의 없을 것이다. 영양소의 보고인 김치의 영양가를 더욱 즐기고 싶을 때는 김치를 담글 때 무나 당근 같은 근채류를 넣으면 비타민과 식물 섬유를 더 많이 섭취할 수 있고 맛도 좋아진다.

〔재료〕 배추, 소금, 고춧가루, 새우젓, 무, 당근, 마늘, 파, 생강

① 싱싱한 배추를 준비하여 지저분한 겉잎을 떼어 낸다.

② 배추를 깨끗하게 씻어서 먹기 좋은 크기로 잘라 소금을 뿌려 2~3시간 정도 절인다.

③ 배추가 절여지는 동안 고춧가루에 새우젓(또는 까나리 액젓이나 멸치 액젓), 마늘, 파, 생강 다진 것을 넣어 양념을 준비한다.

④ 무와 당근을 채 썰어 양념과 함께 넣어 잘 버무린다.

⑤ 깨끗이 씻어서 물기를 제거한 통에 김치를 담고 꾹꾹 눌러 준다.

⑥ 금방 먹을 것이라면 여름엔 4시간 정도, 추운 계절에는 1~2일간 내
놓았다가 냉장고에 넣었다 먹으면 맛있다.

통배추김치

글리코겐이 풍부한 굴의 시원함과 잣의 고소함을 동시에 느낀다

발효 과정을 거치면서 유산균이 증가하는 김치와 글리코겐의 왕으로 불
리는 굴, 철분이 풍부하게 함유되어 있는 잣이 동시에 들어간 우리나라
의 대표 음식이다. 늘상 식탁에 오르지만 영양만큼은 최고다.

〔재료〕배추, 무, 갓, 미나리, 쪽파, 굴, 잣, 젓갈, 소금, 고춧가루, 생강

① 배추의 지저분한 겉잎을 떼어 내고 깨끗하게 씻어서 밑동 부분에 칼
집을 넣어 쪼갠다.

② 배추를 소금물에 담가 2~3시간 정도 절인 다음 건져서 헹군다.

② 무는 채 썰고, 갓과 미나리, 쪽파는 4cm 길이로 썰어 놓는다.

③ 굴은 잘 손질해 연한 소금물에 흔들어 씻어 체에 받쳐 둔다.

④ 잣은 고깔을 떼고 마른 행주로 닦아 놓는다.

⑤ 고춧가루에 젓갈, 무, 쪽파, 갓, 미나리, 생강 다진 것을 넣고 버무린다.

⑥ 잣과 굴을 넣고 다시 한번 살살 버무린다.

⑦ 배추 속에 골고루 양념을 넣고 속이 빠지지 않도록 겉잎으로 둥글게
싼다.

  수험생 밥상을 다시 차리자

김치 계란 찜

부드러운 계란 찜에 김치를 넣어 영양가를 높이고 아삭아삭한 맛을 즐기는 것도 좋은 방법이다. 모든 영양소가 골고루 들어 있는 완전 식품인 계란과 비타민, 무기질을 비롯한 유산균이 풍부한 김치, DHA가 풍부한 참치가 조화를 이룬 두뇌 건강 요리다.

〔 재료 〕 김치, 계란, 설탕, 참기름, 참치, 참나물, 소금, 흰 후춧가루

① 알맞게 익은 김치를 1cm 크기로 썰어 설탕과 참기름에 조물조물 무친다.

② 참치 통조림은 체에 받쳐 기름을 빼고, 계란은 잘 풀어놓는다.

③ 여린 참나물을 준비하여 김치와 같은 크기로 숭숭 썬다.

④ 그릇에 김치, 참치, 참나물, 계란 푼 것을 넣고 소금과 흰 후춧가루로 간한다. 김치와 참치에 이미 간이 되어 있으므로 짜지 않게 해야 한다.

⑤ 전자렌지용 그릇에 랩을 씌워 2분 정도 익힌 다음 숟가락으로 고루 섞어 1분간 더 익힌다.

김치 두부 전

두말할 필요도 없이 건강에 좋은 김치와 두부를 이용해 수험생의 입맛을 돋우는 반찬 겸 영양 간식을 만들어 줄 수 있다.

밀가루의 양을 줄인 대신 건강에도 좋고 영양 면에서도 으뜸인 두부가

듬뿍 들어가 있어 훨씬 담백하고, 단백질은 물론 김치의 살아 있는 영양소를 동시에 맛볼 수 있다.

〔재료〕 **김치, 두부, 설탕, 깨소금, 참기름, 실파, 다진 마늘, 후춧가루, 계란, 밀가루**

① 잘 익은 배추김치를 준비하여 소를 털어 잘게 다져 거즈에 싸서 물기를 제거한다.

② 김치에 설탕, 깨소금, 참기름을 넣어 조물조물 무친다.

③ 두부를 으깨어 물기를 뺀 다음 참기름과 소금으로 간한다.

④ 그릇에 김치, 두부, 송송 썬 실파를 넣고 소금, 다진 마늘, 참기름, 깨소금, 후춧가루로 양념한다.

⑤ 계란 반개와 밀가루 2큰술에 준비해 놓은 김치를 넣어 버무려 둥글게 빚어 놓는다.

⑥ 완자에 밀가루를 묻혀 계란에 푹 담갔다가 달구어진 팬에 노릇노릇하게 지진다.

김치 고구마 전

김치의 새콤함과 달콤하면서도 섬유질이 풍부한 고구마를 동시에 즐긴다

고구마는 각종 비타민과 식물 섬유가 풍부하고 칼로리도 밥보다 낮다. 카로틴은 주로 당근에 많이 들어 있다고 알려져 있는데, 고구마에도 카로틴이 풍부하다. 특히 껍질 색이 짙은 보라색 고구마에는 100g 중 약 11,900mg의 카로틴이 들어 있다. 그러므로 고구마를 구입할 때는 껍질이 짙은 것을 선택하는 것이 좋다. 무엇보다 고구마에는 식물 섬유가 풍부하여 변비와 대장암을 예방하고 혈중 콜레스테롤 수치를 낮춰 주는 효과가 있다. 각종 비타민과 칼륨도 풍부하여 자칫 결핍되기 쉬운 영양소를 보충해 준다. 칼륨은 소금의 나트륨과 길항 작용이 있어 나트륨을 체외로 배출해 주므로 소금의 피해를 줄일 수 있어 좋다.

부드럽고 달콤한 고구마와 새콤하면서도 영양소가 풍부한 김치가 조화를 이룬 건강 간식이다.

〔재료〕 고구마, 김치, 당근, 실파, 계란, 밀가루, 부침가루, 우유, 기름

① 고구마를 깨끗이 씻어 껍질을 벗긴 다음 찜통에 찐다.

② 당근과 푹 익은 고구마를 깍둑썰기하고 김치와 실파는 송송 썬다.

③ 그릇에 고구마, 김치, 당근, 실파, 계란, 밀가루를 넣고 살살 버무린다.

④ 부침 가루와 우유를 섞어 거품기로 잘 풀어서 버무린 재료를 넣고 잘 섞는다.

⑤ 팬에 기름을 두른 다음 반죽을 한 숟가락씩 떠서 지진다.

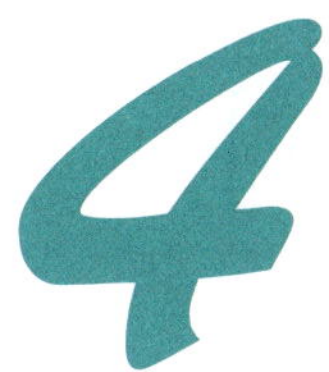

4

두뇌가 하루하루 달라지는 메뉴

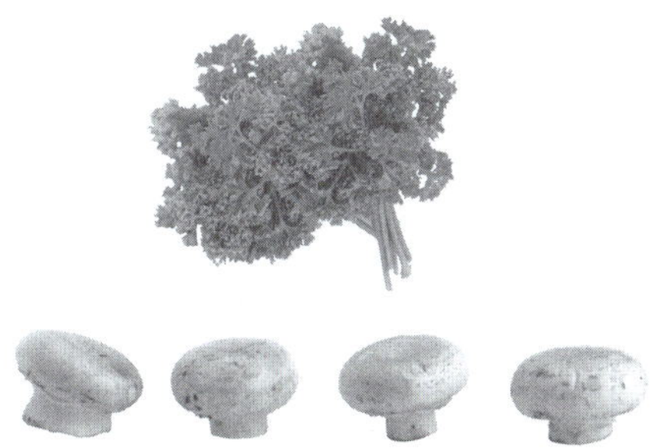

연구할수록
더욱 좋아진다

■ 맛있고 즐거운 식사 분위기를 만든다

수험생과 함께 식사할 때 주의할 점

가족 가운데 수험생이 있다고 해서 특별한 요리를 만들기 위해 애쓸 필요는 없다. 가공 식품이나 사 먹는 반찬을 피하고 정성 들여 만든 요리를 중심으로 식탁을 꾸미면 충분하다. 긴장과 불안감 때문에 경직되어 있는 수험생의 마음을 풀어 주는 존재가 바로 가족이다. 무엇보다 가족과 함께하는 식사 시간을 기분 전환의 계기로 만드는 것이 좋다.

수험생 가운데는 밤을 새워 아침까지 공부하는 경우가 많은데, 사실 우리 몸의 생체 리듬은 아침에는 활동을 하고 저녁에는 잠을 자게 되어 있다. 만일 이와 반대되는 생활을 하면 몸의 리듬이 무너져 각 부분의 기능이 저하되어 식욕이 없거나 계속 졸음이 쏟아지고, 배가 아프고, 변비 증상이 나타난다. 수험생의 불규칙적인 생활과 영양의 불균형을 최소화하기 위해서는 다음의 사항들을 주의해야 한다.

• **적당히 몸을 움직여서 식욕을 되찾는다** | 시험에 대한 부담으로 인해 스트레스가 쌓이고 불면과 운동 부족 상태가 지속되면 맛있다는 감정을 느끼지 못한다. 이렇게 되면 당연히 식욕도 떨어지는데, 이럴수록 몸 상태를 개선하려는 노력이 필요하다. 밤에 잠을 자기 전에 간단히 목욕이나 스트레칭으로 몸을 움직이는 것도 불면증과 스트레스를 해소하는 방법의 하나다. 몸 상태를 원래대로 되돌리면 자연스럽게 없어졌던 식욕도 다시 되살아난다. 밥을 먹기 싫어하는 수험생에게는 억지로 밥을 먹이려 들지 말고 다른 방법을 통해 식욕을 증진시키는 것이 좋다.

• **편식하지 않는다** | 단지 수험생이라는 이유만으로 자녀가 먹고 싶어하는 음식만 주는 어머니들이 있는데, 이것은 결과적으로 수험생에게 좋지 않다. 우리 몸은 당질은 물론 지방·단백질·비타민·미네랄 등의 모든 영양소를 필요로 한다. 생선을 싫어한다고 해서 육류만 먹이면 지방을 과잉 섭취하게 되고, 뇌를 활성화해 주는 생선의 DHA는 섭취할 수 없게 된다. 그 반대도 마찬가지다. 어머니는 '가정의 영양사'이다. 가능하면 편식을 하지 않도

록 여러 가지 식품을 골고루 먹이도록 한다.

• **식사는 즐겁게, 천천히 한다** | 식사를 할 때는 꼭꼭 씹어서 천천히 먹도록 한다. 입을 움직이면 뇌에 자극이 전달되어 뇌가 활성화된다. 음식을 꼭꼭 씹어 먹으면 타액이 활발하게 분비하게 되어 소화도 촉진된다. 타액에는 많은 면역 물질이 함유되어 있을 뿐만 아니라 병을 예방하는 효과도 있다.

식사 시간을 즐겁게 만드는 것도 중요하다. 특히 식사 시간에 수험생에게 잔소리를 하는 것은 금기 사항이다. 즐겁다는 감정을 느끼면 뇌의 신경이 자극을 받아서 뇌 기능이 활성화된다.

매끼 식사의 역할

하루에 세 끼를 꼬박꼬박 챙겨 먹는 것은 식생활의 기본이자 건강한 몸을 만드는 원칙이다. 각각의 끼니가 가진 역할에 대해 알아보자.

• **아침 식사는 머리를 똑똑하게 한다** | 아침은 하루의 시작이기 때문에 아침 식사를 소홀히 해서는 안 된다. 아침 식사를 하지 않으면 뇌가 활발하게 움직이지 않아서 오전 공부에 집중할 수가 없다. 아침을 반드시 먹도록 하고, 야채 위주로 끓이던 된장찌개에 살코기를 넣어 끓이는 등의 시도도 해 볼 만하다.

• **점심 식사인 도시락은 오후의 에너지원이다** | 도시락을 준비하

 수험생 밥상을 다시 차리자

지 않으면 과자나 빵, 우유 또는 매점에서 파는 도시락으로 점심 식사를 대신할 수밖에 없다. 그러나 과자나 빵에는 비타민과 미네랄, 단백질 등의 중요한 영양소가 부족하고, 매점에서 파는 도시락에는 식품 첨가물이 들어 있어서 건강에 좋지 않다. 특히 점심 식사를 거르게 되면 오후 수업에 지장을 받는다. 도시락을 준비하지 못했을 경우에는 우유나 과일로 점심 식사를 대신한다.

• **저녁 식사로 신경을 안정되게 한다** | 저녁 식사는 가족이 모두 모여 함께 식사를 할 수 있는 유일한 시간이다. 그러나 밤늦게까지 학교에서 자율 학습과 보충 수업을 해야 하는 우리나라의 상황에서는 수험생과 함께 저녁 식사를 할 수 있는 기회가 드물다. 평일에는 어려우므로 주말만이라도 가족 모두가 식탁에 둘러앉아 함께 식사하는 습관을 들이도록 하자. 어머니가 정성 들여 준비한 여러 가지 반찬들과 찌개를 먹으면서, 각자 그날 있었던 일을 이야기하면 자연스럽게 수험생의 긴장이 풀릴 수 있다. 단, 다음 날을 생각하여 지방보다는 야채를 많이 섭취하도록 하자.

• **간식과 야식으로 영양을 보충한다** | 간식과 야식은 몸과 두뇌의 건강을 생각하여 비타민과 미네랄을 보충할 수 있는 식품이 좋다. 하루 세 끼 식사로도 보충하지 못했거나 섭취하지 못한 영양소가 있다면 그것이 함유된 식품을 섭취하는 것이 좋다. 어머니가 자녀에게 보이는 애정은 수험생의 몸과 두뇌, 마음까지 성장시킬 수 있는 특효약이라는 것을 잊지 말자.

■ 아침밥으로 머리를 맑게 한다

뇌는 잠을 자고 있어도 에너지를 사용하기 때문에 아침이 되면 뇌도 배가 고프다. 아침 식사를 할 시간에 잠을 좀 더 자려고 하는 수험생이 많은데, 아침 식사를 하지 않으면 하루의 생활 리듬이 무너져 공부를 해도 집중이 잘되지 않는다. 졸립더라도 조금 일찍 일어나 잠이 깬 상태에서 아침 식사를 하는 것이 좋다.

아침엔 비타민이 풍부한 요리를 먹는다

아침에는 생선과 야채, 콩 제품을 종합적으로 섭취할 수 있는 요리가 좋다. 정어리 같은 생선은 전날 밤에 미리 구울 준비를 해 두고, 야채는 데치기만 하면 먹을 수 있게 준비해 놓으면 간단하게 먹을 수 있다. 밥에 참깨를 뿌려 먹으면 더욱 환상적이다. 무와 어묵을 함께 넣어 조려 먹거나 멸치 볶음, 콩자반 등이 좋다.

반찬 가짓수를 줄인다

식욕이 없을 때는 반찬 가짓수를 줄이는 것이 좋다. 또 한 가지 음식을 만들어도 여러 가지 영양소가 골고루 들어 있는 재료를 사용하여 맛있게 조리하는 것이 바람직하다. 상큼한 맛이 나는 음식은 입맛을 자극한다. 각종 야채에 칼로리가 낮고 담백한 닭고기를 넣은 계란말이나 향긋한 무말랭이 무침, 냉이 된장국이 좋다.

   수험생 밥상을 다시 차리자

■ 점심 도시락으로 오후를 힘차게

도시락을 만드는 데도 요령이 필요하다. 일단 도시락은 양이 적기 때문에 영양가가 높은 식품을 이용하는 것이 좋다. 또 색깔이 좋고 영양의 균형이 고른 것을 고른다. 쉽게 상하거나 변질되지 않는 재료를 이용하는 것도 중요하다. 이것이 바로 맛있는 도시락의 조건인 동시에 영양의 균형이 맞는 도시락이다. 방과 후에 학원에 가는 수험생에게는 간단히 요기할 수 있는 주먹밥이나 샌드위치를 준비해 준다.

■ 저녁 식사는 마음을 온화하게 하는 것으로

저녁 식사는 가능한 한 가족이 모두 모여서 하는 것이 좋다. 구이나 찌개 같은 단골 메뉴도 좋지만 조리 방법에 변화를 주어 다양하게 먹는 것도 좋다. 저녁 식사를 할 때는 지방을 과잉 섭취하지 않도록 한다. 지방은 위에서 머무는 시간이 길기 때문에 완벽하게 소화시키지 않은 상태로 자게 되면 다음 날 아침에 속이 편하지 않다. 고기를 먹는다면 그 2배만큼의 야채를 섭취한다.

■ 간식으로 뇌의 활동을 활발하게 한다

간식으로 가장 흔한 것이 과자와 빵이다. 그러나 수험생에게는 비타민과 미네랄이 풍부한 간식이 좋다. 대부분의 수험생은 방과 후에도 자율 학습을 하거나 학원에 가기 때문에 저녁 식사를 늦게 하거나 소홀히 하기 쉽다.

수험생의 간식으로는 간단하면서도 정성이 들어간 주먹밥이나 샌드위치가 좋다. 당분이 많이 함유되어 있는 청량음료는 비만의 원인이 되므로 삼가도록 한다.

■ 야식으로 능률을 높인다

불규칙적인 생활을 하는 야행성 수험생이 많다. 그렇다 보면 저녁 식사를 충분히 하고도 한밤중이 되면 배가 고파 야식을 찾게 된다. 그러나 깊은 밤에는 위의 활동이 저하되기 때문에 소화에 부담이 되는 무거운 음식은 피해야 한다. 소화 불량이나 속 쓰림, 체하는 원인이 되기 때문이다. 칼로리가 높은 음식을 많이 먹는 것 또한 좋지 않다. 피곤하거나 공복감이 크다고 해도 그것은 에너지가 많이 소모되었다기보다는 정신적인 피로가 원인인 경우가 더 크다. 그러므로 야식은 소화가 잘되는 재료로 만든, 가볍게

 수험생 밥상을 다시 차리자

먹을 수 있는 요리가 좋다. 칼로리는 낮고 비타민B_1 · B_2 · A, 그리고 양질의 단백질이 적당히 함유된 것을 선택하여 시장기가 가실 정도로만 먹는다.

양은 일반적으로 먹는 양의 반 정도가 적당하며, 육류나 지방질보다는 야채 · 해초 · 멸치 · 지방이 적은 닭고기 부위 · 계란 · 우유가 좋다. 위에 머무르는 시간이 짧은 조리법을 선택하는 것도 중요하다. 계란은 반숙으로, 과일은 너무 많이 먹지 않도록 한다.

콩자반

콩의 풍부한 영양소를 섭취할 수 있는 대표적인 밑반찬

콩은 우수한 단백질원이다. 그래서 밥에 꾸준히 넣어 먹거나 여러 가지 방법으로 조리해 먹는 것이 좋다. 물엿이나 설탕에 조린 콩자반은 영양가가 풍부함은 물론 오래 보관해 두고 먹을 수 있는 대표적인 밑반찬이다. 아침 식사뿐만 아니라 도시락 반찬으로도 손색이 없다. 그러나 맛이 짭짤하기 때문에 지나치게 많이 먹는 것은 건강에 좋지 않다.

〔재료〕콩, 간장, 설탕, 참기름, 통깨

① 콩은 깨끗이 씻어 3배의 물을 붓고 하루 저녁 동안 충분히 불린다.

② 불린 콩을 냄비에 넣은 다음 콩 불린 물을 한 컵 반 정도 붓는다.

③ ②에 간장과 설탕을 넣고 은근한 불에서 조린다. 이때 간장과 설탕을 전체의 1/2만 사용한다

④ 부드럽게 익을 때까지 계속 조리면서 간간이 숟가락으로 뒤적인다.

⑤ ④에 남은 간장과 설탕을 넣고 국물이 거의 없어질 때까지 윤기나게 조린다.

⑥ 콩이 다 조려졌으면 참기름과 통깨를 뿌려 버무린다.

무말랭이 무침

쫄깃쫄깃하게 씹히는 무와 참기름의 고소함이 어우러진 요리

가을에 무를 도톰하게 채 썰어 말려 두었다가 김장 김치를 다 먹어 갈 때쯤 무쳐 먹는 무말랭이는 오돌오돌한 맛이 특징인 겨울 음식이다. 오랫동안 보관이 가능한 전통 절임 식품이기도 하다. 무를 말릴 때는 주로 햇볕에 말리기 때문에 칼슘을 흡수하는 데 없어서는 안 되는 비타민D가 풍부하다. 아침부터 저녁까지 교실에 앉아 있는 수험생들에게 비타민D를 공급해 줄 수 있는 요리다.

〔 재료 〕 무말랭이, 간장, 고춧가루, 파, 마늘, 설탕, 참기름, 참깨

① 잘 말린 무말랭이를 물에 불려 물기를 짠다.

② 간장을 부어 하룻밤 재워 둔다.

③ 간장이 밴 무말랭이를 꼭 짜서 고춧가루와 파, 마늘, 설탕, 참기름, 참깨로 조물조물 무친다.

냉이 된장국

냉이의 향긋함과 영양을 동시에 맛볼 수 있는, 향긋한 요리

냉이에서 나는 고유의 산뜻한 향기는 일품이다. 특히 냉이는 예부터 국으로 끓이는 것을 제일로 꼽았다. 국을 끓일 때는 냉이 고유의 향을 유지하기 위해 양념을 많이 쓰지 않는 것이 좋다. 특히 냉이는 야채 가운데 단백질 함량이 가장 많고 칼슘과 무기질도 풍부하다. 된장의 구수한 맛과 냉이의 고소하면서도 향긋한 맛이 어우러져 영양소를 듬뿍 담은

맛의 조화를 이뤄 낸다.

〔재료〕 냉이, 쌀뜨물, 된장, 참기름, 소금

① 냉이는 겉잎을 떼고 뿌리째 깨끗이 다듬어 큰 것은 반으로 갈라 깨끗
이 씻어 물기를 뺀다.

② 쌀뜨물에 된장을 풀어 놓는다.

③ 냄비에 참기름을 둘러 뜨거워지면 준비한 냉이와 양념을 넣어 살짝
볶다가 된장 국물을 부어 한소끔 끓여 입맛에 맞춰 소금 간을 한다.

주먹밥

간단하게 먹을 수 있으면서도 영양소가 풍부한 밥

편의점의 대표 품목으로 자리잡은 주먹밥은 간단하게 사 먹을 수는 있
지만 정성과 영양 면에서는 부족한 점이 많다. 수면 시간이 늘 부족한
수험생에게 있어 주먹밥은 어머니의 정성이 가득 들어 있으면서도 바쁜
아침 시간에 간단하게 먹을 수 있는 훌륭한 아침 메뉴다. 특히 우엉에는
셀룰로오스와 리그닌 등의 식물 섬유가 풍부하여 변비를 풀어 주는 기
능을 하고, 이눌린(Inulin) 성분이 들어 있어 신장 기능을 도와 몸속에
축적된 노폐물을 배출해 준다. 한의학에 따르면 우엉은 피를 맑게 하고
열을 내리는 작용은 물론 가래와 기침을 예방하고 위장을 튼튼하게 해
준다고 한다.

간단한 주먹밥이지만 영양과 건강을 동시에 잡을 수 있는 건강 메뉴다.

〔재료〕 쌀, 우엉, 오이 피클, 참기름, 소금, 검은깨

    수험생 밥상을 다시 차리자

① 쌀을 씻어 고슬고슬하게 밥을 짓는다.

② 물기 없이 조린 우엉을 밥알보다 조금 크게 다진다.

③ 오이 피클도 우엉 크기로 다진다.

④ 준비한 밥에 참기름, 소금, 우엉, 다진 피클, 볶은 검은깨를 넣어 골고루 버무린다.

⑤ 랩을 펴서 밥알이 흩어지지 않도록 밥을 넣고 꼭꼭 뭉친 다음 윗부분을 비틀어 모양을 만든다.

삼각 주먹밥

새로운 모양의 색다른 주먹밥

삼각형으로 모양을 낸 삼각 주먹밥은 맛뿐만 아니라 보는 즐거움까지 느낄 수 있게 해 준다. 늘상 먹는 김치와 DHA가 풍부한 참치를 약간 달짝지근하게 볶아 이용함으로써 입맛이 없는 아침에 간단하게 즐길 수 있다.

〔재료〕 쌀, 김치, 참치, 참기름, 설탕, 참깨

① 쌀을 깨끗이 씻어 고슬고슬하게 밥을 지어 그릇에 담은 다음 소금을 뿌려 간한다.

② 김치와 참치의 물기를 제거하여 참기름과 설탕, 참깨를 넣고 볶아 소를 만든다.

③ 밥그릇에 랩을 큼직하게 깔고 밥을 반 그릇쯤 담은 다음 가운데를 우묵하게 만든다.

④ 우묵한 부분에 준비해 둔 소를 넣는다.

⑤ 랩째 밥그릇에서 꺼내 잘 오므려 삼각형 모양의 틀을 잡은 다음 랩을 벗긴다.

표고버섯 주먹밥

각종 비타민이 풍부한 표고버섯의 영양소를 한번에 섭취한다

건강 식품으로 전혀 손색이 없는 표고버섯에는 단백질과 지방, 당질이 많이 함유되어 있다. 그 밖에 비타민B_1과 B_2, 니아신 등의 비타민도 함유하고 있는데, 비타민B_1과 B_2의 함량은 야채의 거의 2배에 달하는 양을 가지고 있다. 칼슘이나 인과 같은 무기질과 혈액 중의 헤모글로빈을 생산하는 철 성분도 풍부하다. 특히 표고버섯에는 목이버섯 다음으로 많은 식이섬유가 들어 있어 변비에도 효과를 발휘한다.

단백질과 당질은 물론 칼슘과 인, 철분을 동시에 섭취할 수 있다.

〔재료〕쌀, 표고버섯, 설탕, 간장, 조미료, 술, 식초, 소금

① 불린 표고버섯을 깨끗이 씻어 곱게 채 썬다.

② 채 썬 버섯에 설탕, 간장, 조미료 술을 넣어 볶는다.

③ 식초, 설탕, 소금을 섞어 배합초를 만든다.

④ 밥을 고슬고슬하게 지어 배합초와 골고루 버무린다.

⑤ 여기에 표고버섯을 넣고 고루 섞은 다음 모양을 만든다.

 수험생 밥상을 다시 차리자

장어구이

DHA를 많이 섭취하여 오후에도 힘을 낸다

스태미나식의 대표인 장어구이는 맛과 영양이 뛰어날 뿐만 아니라 계속되는 공부와 시험에 대한 스트레스로 몸과 마음이 지쳐 있는 수험생의 도시락 반찬으로도 제격이다. 특히 장어에는 지방과 단백질을 비롯하여 비타민A가 풍부하다. 장어 100g에 들어 있는 비타민A가 계란 10개 또는 우유 5L에 들어 있는 양과 맞먹는다. 비타민 A는 근육을 발달시켜 주고 허약한 체질을 개선해 주며 약해진 원기를 회복시켜 주는 데 탁월한 효과가 있다. 장어구이와 함께 신선한 야채, 특히 녹황색 야채를 다양하게 곁들이는 것도 좋다. 그중에서도 생강은 장어의 소화, 흡수를 돕고 특유의 향으로 비린내를 제거해 주는 역할을 한다. 한방에서 약재로도 쓰이는 산초는 비린내를 없애 줄 뿐만 아니라 위를 튼튼하게 하고 염증을 방지해 주며 이뇨 작용을 도와준다. 또한 위장을 자극하여 물질대사 기능을 촉진해 주기도 한다.

시험에 대한 부담과 스트레스에 지친 수험생에게 해 줄 수 있는 최고의 점심 메뉴다.

〔재료〕 장어, 청주, 소스, 산초 가루, 생강

① 장어를 준비하여 내장을 제거한 다음 배 쪽과 등 쪽을 칼로 긁어 끓

는 물에 살짝 데친다.

② 데친 장어를 바로 얼음물에 넣었다 빼서 다시 한번 칼로 배와 등 쪽을 긁어 낸다. 점막 부분을 싸고 있는 부분을 깨끗하게 제거해야 냄새가 나지 않고 소스도 잘 스며든다.

③ 장어에 청주를 뿌려 가며 굽는다.

④ 소스가 스며들어 윤기가 날 때까지 반복해서 뒤집어 가며 굽는다.

⑤ 먹기 좋게 썰어 접시에 담은 다음 각종 야채로 장식한다. 먹을 때는 산초 가루를 뿌리고 채 썬 생강을 곁들인다.

콩 굴 튀김

글리코겐이 풍부한 굴과 콩을 함께 튀겨 기억력을 향상시킨다

양질의 단백질을 함유하고 있어서 '밭의 고기'라고도 불리는 콩에는 기억력을 향상시켜 주는 효과가 있는 콜린도 많이 함유되어 있다. 거기에 바다의 우유라고 불릴 정도로 영양소가 균형 있게 들어 있는 굴이 만나 조화를 이룬다. 콩과 굴을 섞어 젊은 사람들이 좋아하는 튀김을 만들면 맛뿐만 아니라 건강에도 좋은 요리가 된다.

〔재료〕 콩, 굴, 소금, 후추, 계란, 밀가루, 빵가루, 레몬

① 콩을 물에 충분히 불려 놓는다.

② 옅은 소금물에 굴을 살살 헹구어 잡티를 골라낸 다음 물기를 제거하고 소금과 후추를 뿌린다.

③ 계란을 풀어 소금으로 간한다.

 수험생 밥상을 다시 차리자

④ 불려 놓은 콩과 굴에 밀가루 옷을 입혀 풀어놓은 계란 물에 담근 다음 빵가루를 묻힌다.

⑤ 170도의 온도에서 노릇노릇하게 튀겨 꼬치에 가지런히 끼워 레몬을 곁들여 낸다.

찹쌀 전

쫄깃쫄깃한 찹쌀로 색다른 점심을 즐긴다

씹는 맛이 쫄깃쫄깃한 찹쌀가루는 이용 가치가 풍부한 식품이다. 우리나라의 대표적인 전통 발효 식품인 고추장의 재료로는 물론 죽과 빵, 떡에 이르기까지 폭넓게 이용되고 있다. 이러한 찹쌀로 전을 만들어 수험생의 점심 식사로 이용하는 것도 좋은 방법이다. 거기에 맛이 산뜻하고 향이 독특한 쑥갓이 얹어져 있어서 미각을 더욱 돋울 수 있다. 쑥갓은 열량 또한 낮아서 칼로리 부담도 없고 소화도 잘되는 알칼리성 식품이다. 칼슘을 비롯한 비타민A · B · C와 엽록소도 풍부하다. 마음을 안정시켜 주고 호흡기를 튼튼하게 해 주는 대추까지 동시에 섭취할 수 있는 요리다.

〔재료〕 찹쌀가루, 쑥갓, 대추, 물, 설탕, 기름

① 뜨거운 물에 찹쌀가루를 반죽한다.

② 쑥갓은 짧게 잎만 떼어 두고 대추는 씨를 발라 돌돌 말아서 얇게 썬다.

③ 냄비에 물과 설탕을 1대 1 비율로 섞어 중간 불에서 반으로 줄 때까지 젓지 않고 끓여 시럽을 만든다.

④ 반죽을 동글납작하게 빚어 팬에 기름을 두르고 지진다. 쑥갓과 대추를 얹어 모양을 만든다.

⑤ 지진 전을 시럽에 담갔다가 도시락에 담는다.

버섯 돼지고기 말이 구이

각종 비타민이 풍부한 버섯과 비타민B_1이 풍부한 돼지고기의 조화

영양이 풍부하고 맛 또한 그만인 버섯. 그중에서도 느타리버섯은 표고버섯, 팽이버섯과 함께 가장 많이 이용되는 버섯 가운데 하나다. 특히 느타리버섯은 항암 효과가 탁월하다. 그 속에 들어 있는 베타글루칸이라는 성분이 신체의 면역력을 증진시켜 주기 때문이다. 활성 산소를 없애 주는 항산화 작용도 한다.

비타민B_1이 풍부한 돼지고기와 버섯이 만나 영양과 맛의 훌륭한 조화를 이루는 음식이다.

〔재료〕 돼지고기, 느타리버섯, 소금, 후추, 버터, 주스

① 돼지고기를 얇게 썰어 소금과 후추로 밑간을 한다.

② 간이 밴 돼지고기에 느타리버섯을 넣고 돌돌 말아 버터를 두른 팬에 지진다.

③ 도시락에 담은 다음 마른반찬과 생야채를 곁들인다.

④ 음료는 소화를 위해 우유보다는 카페인이 없는 주스가 좋다.

 수험생 밥상을 다시 차리자

영양 죽

이제는 죽이 회복기에 있는 환자나 어린아이들만 먹는 음식이라는 생각에서 벗어난 지 오래다. 입맛이 없거나 부드러운 음식으로 속을 진정시키고 싶을 때 가장 흔히 찾는 음식으로는 죽이 으뜸이다. 밥 대신 색다른 음식을 원하거나 부드러운 음식을 먹고 싶어하는 수험생에게도 죽이 안성맞춤이다.

비타민과 식물 섬유가 풍부한 버섯, 베타카로틴이 함유되어 있는 당근, 필수 아미노산이 풍부한 쇠고기에 견과류 가운데 가장 영양가가 높으면서 양질의 단백질을 함유하고 있는 호두까지 첨가된 영양 만점 죽이다.

〔재료〕 쌀, 찹쌀, 양송이, 당근, 쇠고기, 참기름, 호두

① 쌀과 찹쌀을 씻어서 물에 불린다.

② 양송이와 당근을 잘게 썰어 둔다.

③ 두툼한 냄비에 참기름을 두르고 불린 쌀과 갈은 쇠고기를 넣고 볶다가 국물을 붓고 끓인다.

④ 쌀이 어느 정도 퍼지면 버섯을 넣고 한소끔 더 끓여 간을 한다.

⑤ 보온병이나 보온 도시락에 담은 다음 위에 잘게 으깬 호두를 뿌린다.

두부 잼 샌드위치

식빵 한 쪽은 밥 70g, 약 1/3 공기와 같은 영양소를 가지며 같은 열량을

낸다. 특히 지방이 낮고 전분 당질이 풍부한 에너지원이다. 그러므로 가끔씩 밥 대신 샌드위치를 통해 식사에 변화를 주는 것도 좋은 방법이다. 영양의 균형을 맞추기 위해 뛰어난 단백질 공급원인 두부와 각자의 기호에 맞는 달콤한 잼, 상큼한 맛을 느낄 수 있는 야채를 넣으면 더없이 훌륭한 점심 메뉴가 된다.

〔 재료 〕 **두부, 식빵, 잼(포도잼, 딸기잼), 소금, 마가린, 토마토, 양상추**

① 두부는 1cm 두께로 썰어 소금을 뿌려 간한다.

② 팬에 마가린을 두르고 노릇노릇하게 두부를 지진다.

③ 식빵을 반으로 잘라 마가린에 굽는다.

④ 식빵 사이에 각자의 기호에 맞는 잼을 바르고 노릇노릇하게 지진 두부를 끼워 넣는다.

⑤ 토마토나 양상추를 곁들여 도시락에 담는다.

주머니 도시락

쉽고 간단하게 먹을 수 있지만 영양가는 결코 적지 않은 도시락

유부는 두부를 얇게 썰어 기름에 튀긴 식품이다. 소화가 잘되는 단백질을 20%나 함유하고 있는, 영양 면에서 우수한 식품이긴 하지만 기름 함유량이 30%나 된다. 특히 유부 표면의 기름은 공기 중에 노출되면 매우 빨리 산화되는 특징을 가지고 있으므로 신선할 때 사용하거나 뜨거운 물에 담가 기름을 제거한 다음 이용해야 한다.

단백질과 비타민이 풍부한 표고버섯을 비롯하여 베타카로틴 함유량이

   수험생 밥상을 다시 차리자

많은 당근, 최고의 항암 식품인 마늘을 유부 주머니에 담았기 때문에 먹는 재미와 영양의 균형을 동시에 잡을 수 있다.

〔재료〕 쌀, 유부, 표고버섯, 당근, 마늘, 맛소금, 후춧가루, 참기름, 오이 피클

① 유부를 끓는 물에 데쳐 기름기를 뺀다.

② 표고버섯은 기둥을 떼고 0.5cm~0.7cm 두께로 썬다.

③ 당근은 표고버섯보다 가늘게 채 썬다.

④ 팬에 기름을 두르고 다진 마늘을 볶다가 채 썬 표고버섯을 넣고 맛소금, 후춧가루, 참기름으로 간을 한다.

⑤ 당근도 맛소금과 참기름으로 간하여 볶는다.

⑥ 뜨거운 밥에 당근과 표고버섯 볶은 것을 반만 넣고 나무 주걱으로 섞는다.

⑦ ⑥을 유부에 넣고 속 재료가 밖으로 나오지 않게 안으로 접는다.

⑧ 밥을 넣은 유부 위에 남은 표고버섯과 당근 채를 얹어 색과 모양을 낸다.

⑨ 오이 피클을 곁들여 담는다.

감자 크로켓

각 가정마다의 맛이 살아 있는 요리

소화기계에는 물론 고혈압과 신장병 같은 생활습관병에도 탁월한 효과를 발휘하는 감자는 우리 식탁에도 자주 오르는 매우 친숙한 식품이다. 감자는 여러 가지 영양소를 함유하고 있는데, 그중에서도 특히 비타민C와 칼륨이 풍부하다. 비타민B군과 칼슘·유황·철분도 함유되어 있다. 그중 20%는 전분이며, 쌀과 옥수수와 비슷한 양의 양질의 단백질도 함유되어 있다.

무엇보다 손수 만든 크로켓은 각 가정마다의 맛이 살아 있다. 만드는 사람에 따라 맛도 다르고, 크로켓 속에 들어가는 재료도 각각 다르다. 수험생이 있는 가정에서는 집중력과 학습 능력 향상에 좋은 재료들을 섞는 것이 좋다.

〔 재료 〕 감자, 양파, 당근, 쇠고기(돼지고기), 소금, 후추, 밀가루, 계란, 빵가루

① 감자는 껍질을 벗겨 푹 삶은 다음 뜨거울 때 으깨 놓는다.

② 양파와 당근은 잘게 다져서 살짝 볶고, 쇠고기(돼지고기)는 소금과 후추를 넣어 볶는다

③ 으깬 감자에 양파, 당근, 고기를 넣고 소금과 후추로 간한다.

④⑤를 한입 크기로 동그랗게 빚어 밀가루, 계란, 빵가루순으로 튀김옷을 입힌다.

⑤ 160℃의 기름에서 노릇노릇하게 튀겨 낸다.

팽이버섯 조개 된장국

조개의 시원한 맛과 팽이버섯의 쫄깃쫄깃한 맛이 어우러진 국물 요리

팽이버섯은 칼로리가 없어서 부담 없이 먹을 수 있다. 쫄깃쫄깃하면서도 부드러운 맛이 일품인 데다 독특한 향까지 간직하고 있다. 특히 체내에서 비타민D로 변해 흡수율이 낮은 칼슘의 흡수를 높여 주는 역할을 하는 에르고스테린(Elgosterin) 성분이 함유되어 있다.

조개 역시 빼놓을 수 없는 건강 식품으로, 담백하면서도 느끼하지 않은 맛을 가지고 있다. 필수 아미노산이 풍부하고 강장·강정 효과가 뛰어난 타우린도 많이 함유되어 있다. 글리코겐과 글리신이 풍부해 특유의 감칠맛을 느낄 수 있으며 살이 연해 소화도 잘된다.

하루 종일 공부에 지친 수험생의 속을 시원하게 풀어 줄 수 있는 요리다.

〔재료〕 팽이버섯, 모시조개, 다시마, 된장, 붉은 고추, 계란, 실파, 다진 마늘, 소금

① 모시조개를 소금물에 담가 해감을 제거한 다음 다시마 물에 넣고 끓인다.

② 조개 입이 벌어지면 조개를 건지고, 우러난 국물은 천에 거른다.

③ 조개 국물에 된장을 풀어 끓인다.

④ 붉은 고추를 0.4cm 두께로 썰어 구멍 속으로 팽이버섯을 끼운다.

⑤ 계란을 풀어 팽이버섯을 적셔 국물에 넣는다.

⑥ 실파와 다진 마늘을 넣고 소금으로 간한다.

닭고기 샐러드

담백한 닭고기와 비타민이 풍부한 각종 야채의 상큼한 맛이 조화를 이룬다

닭은 국물 요리로 먹거나 튀겨 먹지 않아도 여러 가지 방법으로 이용이 가능하다. 양질의 단백질이 풍부하게 함유되어 있어서 수험생 음식으로는 으뜸이다. 각종 야채와 곁들여 먹음으로써 비타민과 식물 섬유는 물론 담백한 닭고기의 맛을 한층 살릴 수 있다.

〔 재료 〕 닭, 대파, 마늘, 생강, 오이, 소금, 양파, 계란, 방울 토마토, 양상추, 마요네즈, 흰 후추

① 끓는 물에 대파, 마늘, 생강을 넣고 닭을 삶아 찢어 놓는다.

② 소금으로 오이를 문질러 씻은 다음 채 썬다.

③ 양파는 채 썰어 소금에 살짝 절인 다음 물기를 꼭 짠다.

④ 계란은 완숙으로 삶아서 흰자는 채 썰고, 노른자는 가루 낸다.

⑤ 방울토마토는 반으로 가르고 양상추는 큼직하게 뜯어 준비한다.

⑥ 마요네즈에 소금과 흰 후추를 뿌린 다음 준비한 재료를 넣어 버무린다.

⑦ 접시에 양상추를 깔고 버무린 샐러드를 담은 다음 노른자 가루를 뿌린다.

 수험생 밥상을 다시 차리자

두부 해물 철판구이

고기, 생선, 야채를 큰 부담 없이 듬뿍 섭취한다

식품 고유의 맛을 제대로 느낄 수 있는 철판구이는 특히 가족이 함께 모여 이야기를 나누며 먹으면 더욱 맛있다. 담백한 두부를 구움으로써 한 층 더 고소한 맛을 느끼고, 오징어의 타우린을 풍부하게 섭취한다. 각종 야채와 육류가 영양의 균형을 이룬 요리다.

〔재료〕 두부, 오징어, 양파, 표고버섯, 붉은 고추, 풋고추, 실파, 마늘, 양념장 (간장, 설탕, 식초, 참기름, 참깨)

① 두부는 약간 도톰하게 썬다.

② 오징어는 깨끗하게 다듬어서 안쪽에 칼집을 넣은 다음 한입 크기로 잘라 끓는 물에 데친다.

③ 양파는 오징어와 비슷한 크기로 자르고, 표고버섯은 얇게 썬다.

④ 붉은 고추와 풋고추는 어슷어슷하게 썰어 씨를 빼고 실파는 4cm 길이로 썬다. 마늘은 얇게 저민다.

⑤ 간장, 설탕, 식초, 참기름, 참깨로 양념장을 만든다.

⑥ 팬에 기름을 두르고 달구어지면 준비한 재료를 굽는다. 재료에 양념장을 뿌려 먹거나 양념장에 찍어 먹는다.

구운 바나나와 그레이프프루트 주스

당질이 풍부한 바나나와 기준을 좋게 해 주는 그레이프프루트의 조화

바나나는 영양가가 많은 식품으로, 그중에서도 칼륨이 가장 풍부하여 심장과 근육 계통에 효과적이다. 항산화 작용을 하는 프로안토시아니딘(Proanthocyanidin)은 활성 산소와 관련된 질병 예방에 효과적인 성분으로 알려져 있다. 특히 부드러운 바나나 과육 속에 들어 있는 미네랄의 양은 딸기 다음으로 많다. 또한 바나나에는 아밀라아제(Amylase), 카탈라아제(Catalase), 프로타아제(Protease)와 같은 효소도 풍부하여 우리 몸의 면역력과 생체 방어 능력을 강화해 준다.

운동 선수가 시합 중에 바나나를 먹는 것도 바나나에 듬뿍 함유되어 있는 당질이 바로 활동 에너지원으로 바뀌기 때문이다. 운동 선수는 땀을 많이 흘리기 때문에 땀과 함께 손실된 전해질을 보충해 주지 않으면 무기력증이나 어지럼증, 심하면 실신을 할 수도 있다. 특히 체력이 많이 손실되면 판단력이 떨어지므로 당질을 많이 섭취해야 한다. 바나나에는 전해질과 당질이 풍부해서 손실된 에너지를 보충하는 데 매우 좋다. 운동 선수뿐만 아니라 수험생 역시 체력이 뒷받침되지 않으면 오랜 시간 꾸준히 공부를 하기가 어려우므로 당질이 풍부한 바나나를 많이 먹는 것이 좋다.

주스는 달콤한 향이 나면서 감정을 고양시키고 스트레스와 우울증을 해소하여 기분을 좋게 해 주는 그레이프프루트 주스가 좋다.

바나나 춘권말이 튀김

바나나가 들어간 퓨전 춘권 요리

딤섬은 밀가루 반죽 등으로 고기와 야채를 싸서 찐 중국 요리의 총칭이다. 그중에서도 춘권은 밀가루 반죽에 고기를 싸서 튀긴 것을 말한다. 딤섬 가운데 우리나라 사람들에게 가장 많이 알려진 것이 바로 춘권인 것이다. 쉽게 말해 중국식 튀긴 만두다. 보통 밀가루와 녹말 가루, 계란 등을 섞어 만든 밀전병에 표고버섯, 숙주, 죽순과 같은 야채와 다진 돼지고기, 새우를 넣어 둥글게 말아 기름에 튀겨 낸다. 하지만 정통 춘권은 수험생의 간식으로 먹이기엔 조금 부담스러운 면이 있다. 그러나 고기나 야채 대신 사과나 바나나 같은 과일을 넣으면 색다른 맛을 느낄 수 있을 뿐만 아니라 부담 없이 먹을 수 있는 간식이 된다.

〔재료〕 춘권피, 바나나, 흑설탕, 계피 가루, 기름

① 춘권 피를 리본 모양으로 묶을 수 있게 1cm 넓이로 자르고, 나머지는 한 장씩 떼어 둔다.

② 바나나 껍질을 벗겨 춘권 피보다 4~5cm 짧게 잘라 놓는다.

③ 바나나를 흑설탕과 계피 가루 섞은 것에 굴린다.

④ 춘권 피에 바나나를 얹고 둥글게 만 다음 잘라 둔 춘권 피를 가지고 리본 모양으로 묶는다.

⑤ 170℃의 기름에 노릇노릇하게 튀겨 낸다.

⑥ 기름을 빼고 먹기 좋게 반으로 자른다.

푸딩

기억력을 활성화하기 위해서는 계란의 콜린을 섭취할 수 있는 간식이 좋다. 푸딩은 질감이 매우 부드러워서 큰 거부감 없이 먹을 수 있고, 소화시키는 데도 큰 무리가 없다. 설탕 분량은 기호에 따라 알맞게 조절하면 된다.

〔재료〕 계란, 설탕, 바닐라 향, 우유

① 그릇에 계란을 풀고 설탕을 넣어 잘 섞는다. 이때는 가능하면 거품이 생기지 않도록 한다.

② 냄비에 바닐라 향, 설탕, 우유를 넣어 약한 불에서 데운다. 설탕이 녹을 정도로만 데우고, 가끔씩 저어 줌으로써 바닥에 눌어붙지 않게 한다.

③ 우유가 너무 뜨거우면 계란 노른자가 엉기므로 너무 뜨겁지 않을 때 계란을 풀어놓은 그릇에 조금씩 부어 잘 섞어서 체에 두 번 거른다.

④ ③을 틀에 붓고 거품을 제거한 다음 뚜껑을 열어 둔다. 뚜껑을 닫아 놓으면 김이 서려 푸딩 속으로 떨어진다.

⑤ 냄비에 컵이 반쯤 잠길 정도로 찬물을 담고 바닥에 행주를 깐다. 불기운이 틀에 직접 닿지 않게 하기 위해서다.

⑥ 푸딩 틀을 넣고 끓을 때까지 약 10~15분간 중탕한다.

 수험생 밥상을 다시 차리자

⑦ 물이 끓으면 가장 약한 불에 약 2분간 두었다가 불을 끈다.

⑧ 1시간~1시간 30분 정도 뒤에 꺼낸다. 흔들어 봐서 탄력이 있고 기울여 보아 표면에 주름이 지지 않으면 완성된 것이다.

⑩ 냉장고에 넣어 3시간 이상 식힌 다음 먹는다.

계란 그라탱

계란과 각종 야채, 치즈의 영양소를 동시에 섭취한다

치즈는 우유가 가지고 있는 모든 영양소가 한데 농축된 상태로 들어 있는 식품이다. 명실공히 단백질의 원천일 뿐만 아니라 칼슘도 매우 풍부하다. 이 요리는 완전 식품으로 알려져 있는 계란과 비타민이 풍부한 각종 야채, '흰 고기'라 불릴 만큼 풍부한 단백질과 칼슘, 양질의 비타민을 함유하고 있는 치즈가 동시에 들어가서 고소하면서도 영양가가 높다.

〔재료〕계란, 감자, 버터, 밀가루, 우유, 소금, 후춧가루, 양파, 양송이, 피자 치즈, 실파

① 계란을 삶아 0.5cm 두께로 썰고, 감자는 둥글게 저며 썬다.

② 팬에 버터를 두른 다음 밀가루를 넣고 볶다가 우유를 조금씩 부어 덩어리지지 않도록 약한 불에서 끓인다. 우유가 따뜻해지면 소금과 후춧가루로 간하여 화이트 소스를 만든다.

③ 그라탱 그릇 안쪽에 버터를 얇게 바른 다음 바닥에 썰어 놓은 감자와 양파 채, 양송이, 삶은 계란을 넣는다.

④ ③에 화이트 소스를 붓고 피자 치즈와 송송 썬 실파를 뿌려 180℃로

예열한 오븐에 넣고 20~25분 정도 노릇노릇하게 굽는다.

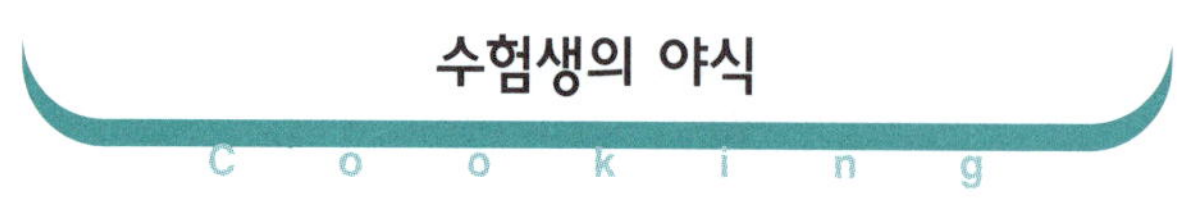

우동

소화가 잘되는 우동은 야식의 기본이다

수험생은 무엇보다 충분한 숙면을 취하는 것이 중요하다. 하지만 시험이 다가오거나 사정이 있을 때는 늦게까지 공부를 해야 할 때가 있다. 이때도 영양을 충분히 섭취해야 건강을 잃지 않는다. 그중에서도 우동은 소화가 잘되기 때문에 야식 메뉴로 가장 적합하다. 이는 국물 맛을 시원하게 해 주는 무 속에 당분의 소화를 돕는 효소인 디아스타아제 (Diastase), 즉 아밀라아제가 함유되어 있기 때문이다. 특히 무는 예부터 기침에 특효가 있다고 알려져 있는데, 기침이 날 때 무를 먹으면 기침도 멎고 아픈 목도 낫는다.

〔재료〕우동, 멸치, 양파, 다시마, 표고버섯, 가다랑어포, 무, 소금, 조갯살, 당근, 어묵, 붉은 고추, 팽이버섯, 쑥갓

① 멸치, 양파, 다시마, 말린 표고버섯, 가다랑어포, 무를 넣어 육수를 내어 건더기는 건지고 소금으로 간한다. 깨끗한 육수를 원한다면 천에 한 번 거른다.

 수험생 밥상을 다시 차리자

② 냄비에 물을 올려 물이 끓으면 우동을 넣고 삶는다. 면이 익으면 찬 물에 헹궈 둔다.

③ 육수 냄비에 조갯살, 당근, 어묵, 붉은 고추를 넣고 한소끔 끓인다.

④ 쫄깃하게 데쳐서 찬물에 헹궈 둔 면을 그릇에 담은 다음 건더기를 보기 좋게 담는다.

⑤ 먹기 직전에 팽이버섯과 쑥갓을 올린 다음 국물을 한 국자 끼얹는다.

호두 대추 죽

각종 영양소가 풍부한 대추와 가장 영양가가 높은 견과류인 호두의 조화

대추는 위를 편안하게 해 주고 스트레스 해소에 효과가 있다. 단백질, 지방, 사포닌, 포도당, 과당, 다당, 유기산을 비롯하여 칼슘, 인, 마그네슘, 철, 칼륨 등의 다양한 무기 원소가 함유되어 있다. 특히 생대추에는 비타민C와 P가 풍부하여 '비타민 활성제' 라고도 불린다. 대추에는 또한 갈락토오스(Galactose)와 엿당 등의 당이 많이 들어 있어서 단맛이 나는데, 이 단맛은 긴장을 풀어 주어 흥분을 가라앉히고 신경을 완화해 준다. 또한 비위를 튼튼하게 하여 내장 기능을 회복시킨다. 그래서 식욕을 촉진하고 소화 기능을 좋게 해 주며, 물질대사를 원활하게 하여 기운을 돋우고 전신을 튼튼하게 한다. 신경을 이완시켜 잠을 잘 오게 하는 성분도 들어 있어서 불면증으로 고생하는 사람에게 좋다.

〔 재료 〕 호두, 찹쌀, 대추

① 기름을 넉넉히 두른 팬에 호두를 살짝 튀겨 분쇄기에 간다.

② 찹쌀은 씻어서 불려 두고, 대추는 깨끗이 씻어 물을 붓고 푹 끓인다.

③ 대추를 끓여 체에 거른다.

④ 거른 대추 즙에 불려 둔 쌀을 넣고 뭉근한 불에서 조린다.

⑤ 조리다가 호두를 넣고 잘 퍼지도록 끓여 그릇에 담는다.

미나리 죽

영양이 균형이 맞고 위에도 부담이 없다

정신을 맑게 하고 피를 깨끗하게 해 주는 미나리에는 우리 몸에 유익한 성분이 매우 풍부하다. 비타민의 A전구체인 베타카로틴을 비롯하여 $B_1 \cdot B_2 \cdot C \cdot$ 단백질 · 철분 · 칼슘 · 인과 같은 무기질도 풍부하다. 식물성 섬유가 창자의 내벽을 자극하여 장운동을 촉진하기 때문에 변비에도 효과적이다.

이 요리는 미나리뿐만 아니라 해산물과 다른 여러 가지 야채도 들어 있어서 단백질과 비타민을 동시에 섭취할 수 있다. 조미료로 첨가하는 고춧가루는 뇌를 각성시키는 작용을 한다.

〔 재료 〕 미나리, 마른 새우, 쌀, 소금, 당근, 감자, 양파, 참기름, 물, 고춧가루

① 마른 새우를 깨끗하게 다듬어 물에 불린다.

② 쌀도 미리 불려 놓는다.

③ 미나리는 줄기만 다듬어 끓는 물에 소금을 넣고 살짝 데쳐 찬물에 헹군다.

 수험생 밥상을 다시 차리자

④ 당근, 감자, 양파를 깍둑썰기해 놓는다.

⑤ 냄비에 참기름을 두르고 불린 쌀을 넣어 볶다가 새우와 새우 불린 물, 각종 야채를 넣어 끓이면서 거품을 걷어 낸다. 기호에 따라 고춧가루를 넣어도 된다.

⑥ 쌀알이 퍼질 때까지 은근하게 끓이다가 미나리를 넣는다.

⑦ 미나리가 부드럽게 익으면 소금으로 간한다.

떡 닭고기 수프

원기를 회복하고 싶을 때 먹으면 좋다

계란을 첨가하여 포스파티딜콜린과 단백질 등 뇌에 필요한 영양소를 공급한다. 떡이 들어가긴 해도 많이 들어가지 않아서 칼로리가 낮으므로 안심해도 된다. 각종 야채를 통해 영양의 균형을 맞춰 주므로 여러 가지 영양소를 동시에 섭취할 수 있다.

〔 재료 〕 가래떡, 계란, 닭 가슴살, 감자, 양파, 당근, 버터, 육수, 우유, 생크림, 소금, 후추

① 가래떡은 물에 불려 썰어 놓고, 계란은 삶아 흰자는 잘게 썰고 노른자는 체에 거른다.

② 닭 가슴살을 적당한 크기로 잘라 놓는다.

③ 감자, 양파, 당근을 같은 크기로 깍둑썰기해 둔다.

④ 냄비에 버터를 두른 다음 각종 야채를 넣고 볶는다.

⑤ 밀가루를 넣고 볶다가 육수를 조금씩 부으면서 멍울이 생기지 않게

저어 준다.

⑥ 끓기 시작하면 불려 놓은 쌀과 계란 흰자, 노른자, 떡, 닭고기를 넣고 다시 한번 끓인다.

⑦ 우유를 넣고 다시 한번 끓인 다음 먹기 직전에 생크림을 넣고 소금과 후추로 간한다.

고구마 오렌지 조림

섬유질이 풍부한 고구마와 오렌지의 비타민C가 풍부

고구마는 비타민C가 많고, 열을 빨리 내려 주는 효과가 있다. 고구마의 비타민C는 열에 강하여 가열해도 잘 파괴되지 않는다. 특히 겨울철에 야채가 부족할 때 비타민 공급원으로 좋다. 알칼리성 식품인 데다 섬유질이 풍부하여 변비에도 효과가 좋다. 그 밖에도 고구마는 체력을 증진하고, 위장을 튼튼하게 하는 효과가 있다.

오렌지 하면 일단 비타민C가 떠오를 정도로 비타민C가 풍부하여 감기 예방에 매우 효과적이다. 비타민C는 멜라닌(Melanin)의 생성을 억제하는 효과도 있어서 피부 미용에 좋으며, 피로 회복에도 효과를 발휘한다. 스트레스 해소에 도움이 되는 체내 호르몬의 합성에 필요한 비타민C를 듬뿍 섭취할 수 있을 뿐만 아니라 쉽게 만복감을 느낄 수 있고 칼로리까지 낮으므로 마음껏 먹어도 된다.

〔재료〕 고구마, 오렌지, 버터, 물, 흑설탕, 흰 설탕, 소금, 후추

① 고구마를 껍질째 깨끗이 씻어 1cm 두께로 동그랗게 자른다.

 수험생 밥상을 다시 차리자

② 팬에 버터를 녹인 다음 고구마를 넣고 골고루 섞어서 코팅이 잘되게 한다.

③ ②에 물 1컵, 오렌지 즙을 넣고 뚜껑을 덮어 5분 정도 조린다.

④ 불을 줄인 다음 골고루 섞어 물기가 없어질 때까지 3~4분 정도 더 끓인다.

⑤ 흑설탕과 설탕을 넣고 잘 섞어 진한 빛이 될 때까지 조리다가 고구마를 빼고 소스만 더 조린다.

⑥ 다 조려지면 소금과 후추를 뿌리고 오렌지 껍질을 넣고 불을 끈다.

⑦ 접시에 고구마를 담고 소스를 뿌린다.

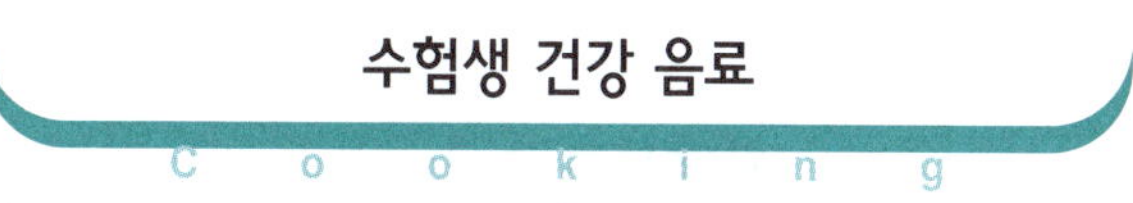

수험생 건강 음료

공부가 하기 싫거나 피곤해지면 모든 것을 훌훌 털어 버리고 편안하게 쉬고 싶은 생각이 간절하다. 그럴 때는 단맛이 첨가된 음료를 먹으면 피로 회복에 도움이 된다. 당질은 뇌의 에너지가 되고 공복감도 적당히 억제해 준다. 또 비교적 짧은 시간에 위에서 장으로 이동하기 때문에 위에 부담도 적다. 따뜻한 음료는 기분을 안정시켜 주고, 차가운 음료는 시원하면서도 온화한 기분을 가져다 준다. 하지만 너무 많이 마시면 혈액 순환이 나빠져서 오히려 공부에 방해가 되므로 적당량만 마시는 것이 좋다. 아래에 나오는 모든 주스는 1인분을 기준으로 한다.

귤 주스

칼로리가 낮은 건강 음료

귤은 반쪽에 19kcal로 칼리로가 낮으면서 당분 함량도 적다. 질 좋은 당질이 함유되어 있는 벌꿀을 첨가하면 건강에도 좋고 원기 회복에도 도움이 된다. 차갑게 해서 마시면 더욱 좋다.

〔재료〕 귤, 벌꿀

① 겉껍질과 속껍질을 벗긴 귤 반쪽을 준비한다.

② ①을 숟가락 등으로 눌러서 즙을 낸 다음 기호에 맞게 벌꿀을 첨가하여 마신다.

탈지 분유 녹차

집중력을 향상시켜 주는 비타민B_{12}를 보충

탈지 분유에는 집중력과 기억력을 향상시켜 주는 비타민B_{12}가 풍부하다. 일반 우유보다도 칼슘 함유량이 많아서 이용 가치가 크다.

〔재료〕 녹차, 탈지 분유, 꿀

① 녹차 1작은스푼과 탈지 분유 1큰스푼, 꿀 2큰스푼을 컵에 넣는다.

② 미지근한 물을 조금 넣고 잘 젓는다.

③ 냉수를 적당하게 섞어서 마신다.

   수험생 밥상을 다시 차리자

요구르트 우유

유산균은 혈액 순환을 원활하게 하는 데 효과적이다

요구르트에 함유되어 있는 유산균은 혈중 콜레스테롤을 저하시켜 혈액을 깨끗하게 해 준다. 우유를 싫어하거나 유당 불내증이 있는 사람은 요구르트를 통해 유산균을 섭취하는 것이 좋다.

〔 재료 〕 플레인 요구르트, 우유, 설탕, 딸기, 키위

① 플레인 요구르트 50ml, 우유 100ml, 설탕 1큰스푼을 넣고 잘 섞는다.

② 딸기나 키위 등 제철 과일을 잘게 썰어서 함께 먹으면 더욱 좋다.

홍차 펀치

적당한 자극으로 뇌가 맑아진다

피곤해서 집중력이 저하되었을 때 탄산으로 두뇌를 자극하면 머리가 맑아진다. 단, 위에 자극이 될 수 있으므로 지나치게 많이 마시지 않도록 주의한다.

〔 재료 〕 홍차, 시럽, 탄산수, 레몬 또는 파인애플

① 홍차 1스푼에 뜨거운 물 1/3컵으로 농도를 맞춘 다음 차갑게 식힌다.

②①을 컵에 넣고 시럽을 넣어 달게 한다.

③ 컵에 1/8 정도의 탄산수를 넣는다.

④ 얇게 썬 레몬이나 파인애플로 장식한다.

레몬에이드

몸속의 산소 독을 완전히 제거한다

레몬에 풍부하게 함유되어 있는 비타민C는 활성 산소, 즉 독성이 강한 산소를 제거하는 강력한 효과가 있다. 레몬 반 개로 하루에 필요한 비타민C의 섭취량 50mg을 보충할 수 있다.

〔재료〕레몬, 물, 벌꿀 또는 설탕

① 레몬을 짜서 레몬 즙을 준비해 놓는다.

② 레몬 즙에 끓인 물을 붓고 벌꿀 또는 설탕을 첨가하여 기호에 맞게 맛을 조절한다.

③ 동그랗게 썬 레몬으로 장식한다.

찹쌀 경단을 넣은 오렌지 주스

맛도 뛰어나지만 시각적으로도 시원해 보이는 음료

비타민C가 풍부하거나 신맛이 나는 음료는 졸음을 쫓아 주는 효과가 있다. 책상에 오래 앉아 있어서 졸릴 때 마시면 매우 효과가 좋다.

〔재료〕찹쌀가루, 물, 귤, 벌꿀 또는 설탕

① 그릇에 찹쌀가루와 물을 넣어 동글동글하게 빚는다.

② 끓는 물에 경단을 넣어 끓이다가 경단이 뜨기 시작하면 건진다.

③ 귤 껍질을 벗겨서 가로로 자른 뒤에 즙을 짠다.

④ 귤 즙에 벌꿀이나 설탕을 넣고 찹쌀 경단을 띄운다.

 수험생 밥상을 다시 차리자

땅콩 칡차, 녹차 칡차

몸을 따뜻하게 하여 감기 예방에 도움이 된다

칡가루의 원료인 칡뿌리는 한방약으로도 사용되는 재료다. 칡은 몸을 따뜻하게 해 주는 작용이 뛰어나므로 기왕이면 겨울에 권하고 싶다.

〔재료〕 칡가루, 땅콩 버터 또는 녹차 분말

① 칡가루 1큰스푼에 물을 넣어 잘 녹인다.

② 땅콩 버터나 녹차 분말을 섞는다.

③ 뜨거운 물을 조금씩 부어 투명해질 때까지 잘 섞는다.

우유 칡 탕

몸을 따뜻하게 해 주는 칡과 완전 식품인 우유의 조화

식사로 영양소의 섭취가 충분치 않다고 느낄 때 단백질, 칼슘, 비타민이 함유되어 있는 완전 식품인 우유가 첨가된 이 음료를 권하고 싶다.

〔재료〕 칡가루 또는 녹말 가루, 우유, 설탕

① 칡가루 1큰스푼에 물 3큰스푼 정도를 넣고 잘 녹인다. 칡가루가 없으면 녹말 가루를 이용한다.

② 냄비에 ①과 우유 2컵, 설탕 1큰스푼을 넣어 섞은 다음 약한 불에 끓인다.

③ 투명하고 걸쭉해지면 완성이다.

구기자 차

충혈된 눈의 피로를 풀어 주고 충혈된 것을 가라앉혀 준다.

구기자 차는 체질과 상관없이 무난하게 마실 수 있는 차로, 말린 대추 저민 것을 넣어 먹으면 대추의 신경 안정 효과를 동시에 볼 수 있다.

시금치 사과 주스

비타민A와 철분이 풍부한 시금치

비타민A와 철분이 풍부한 시금치는 소화도 잘되고 영양가도 높아 눈이 피로한 사람에게 특히 효과적이다. 그러나 생즙을 너무 많이 마시면 시금치 속의 수산을 과다 섭취하게 되어 칼슘의 흡수가 나빠지고 결석이 생길 수 있다. 그러나 수산은 익히면 문제가 없다.

〔재료〕 시금치, 사과, 탈지 분유

① 시금치 100g을 흐르는 물에 씻어 주서기에 간다.

② 사과 반 개를 심을 빼고 주서기에 간다.

③ 탈지 분유를 물에 잘 녹여 시금치, 사과 즙과 섞는다.

오미자 차

기억력이 감퇴했을 때 마시면 좋다

오미자에는 뇌파를 자극하는 성분이 있어서 졸음을 쫓아 줄 뿐만 아니라 과로로 인한 시력 감퇴나 기억력 감퇴의 개선에 도움이 된다.

〔재료〕 오미자, 꿀

① 오미자를 미지근한 물에 담가 12시간 정도 우린다.

② 오미자 건더기를 건져내고 꿀을 탄다.

③ 냉장고에 넣어 식혀 차게 마신다.

귤 껍질 차

신경성 소화 불량에 좋다

귤 껍질에는 과육에 비해 구연산과 비타민C와 같은 성분이 훨씬 많이 함유되어 있다. 부신 피질 호르몬의 분비를 도와 신경을 안정되게 한다.

〔재료〕 귤 껍질, 물, 꿀이나 설탕

① 먹고 난 귤 껍질을 모아 깨끗하게 씻어 햇볕에 말린다. 이때 귤 껍질은 농약이 묻어 있지 않은 것이라야 한다.

② 주전자에 물을 넣고 끓이다가 귤 껍질을 적당히 넣어 함께 끓인다.

③ 기호에 따라 꿀이나 설탕을 첨가하여 먹는다.

수험생에게 도움이 되는 운동

■ 심호흡

심호흡을 하면 폐활량이 증가하고 근육도 많이 이완된다. 특히 긴장했을 때 크게 심호흡을 하면 긴장 해소에 도움이 된다. 혈액 속에 있는 노폐물과 이산화탄소를 배출하고 신선한 산소를 공급하는 속도도 빨라진다.

■ 눈이 피로할 때

가능하면 눈을 크게 뜬 상태에서 될 수 있는 대로 눈을 꼭 감는다. 이 운동은 눈 주변 근육의 긴장을 풀어 주고 두통도 완화해 준다. 한 번 실시할 때마다 몇 분간 여러 번 반복하는 것이 좋다. 눈 주변의 혈액 순환을 촉진해 주므로 눈이 피로할 때 하면 특히 효과적이다.

 수험생 밥상을 다시 차리자

■ 목이 긴장되어 있을 때

등을 똑바로 펴고 머리를 똑바로 든 채 앉거나 서서 머리를 앞으로 숙인다. 이 자세로 잠시 휴식을 취한 다음 다시 머리를 든다. 하루에 5~10회 정도 실시하면 목 뒤의 근육이 이완된다.

■ 상체의 긴장을 풀 때

가능한 한 어깨를 높이 든 다음 다시 어깨를 내린다. 높이 들 때는 숨을 들이마시고 내릴 때는 숨을 내쉰다. 한 번 할 때마다 10~15회 정도 반복한다. 이 운동은 목과 어깨 등 상체의 긴장을 풀어 준다.

또 하나는 어깨 돌리기다. 먼저 가능한 한 양쪽 어깨를 높이 든 다음 어깨를 뒤로 돌려 아래로 내린다. 그리고 다시 앞으로 돌렸다가 다시 위로 올린다. 이 동작은 원을 그리듯이 연속으로 실시한다. 하루에 10~15회 정도 반복한다.

■ 척추를 바르게 해 주는 운동

일단 똑바로 누워서 몸이 일직선이 되도록 편 다음 발끝을 몸쪽으로 당긴다. 그런 다음 두 손을 깍지껴서 목 뒤로 받치고 팔을 편안한 상태로 바닥에 댄다. 이제 붕어가 헤엄치듯이 몸을 좌우로 흔들어 주면 된다. 아침저녁으로 실시하면 장운동이 촉진되어 배설이 잘되고 척추도 곧아진다.

■ 피로할 때

피로를 풀 수 있는 가장 좋은 방법 가운데 하나가 바로 목욕이다. 물의 온도는 적당히 따뜻한 정도가 좋다. 온도가 너무 높으면 긴장감을 유발할 수 없다. 특히 소금 목욕은 긴장된 몸을 이완시켜 피로를 풀어 주고 기분을 상쾌하게 해 준다.

샤워 마사지도 좋은 방법이다. 샤워 마사지를 하면 근육이 이완되어 혈액 순환이 촉진된다. 샤워기를 가능한 한 세게 틀어서 물의 압력을 강하게 한 다음 이마와 머리, 손, 목, 팔, 몸, 다리, 발, 발바닥을 마사지하면 된다. 피로를 더 많이 느끼는 부위는 조금 더 오래 한다.

피로를 풀어 주는 운동도 있다. 혈액 순환의 원동력인 모세 혈관은 무려 51억 개로, 그중 36억 개가 팔다리에 집중되어 있다. 모세 혈관 운동은 팔과 다리를 털어 주는 과정을 통해 혈액 순환을 원활하게 하는 데 도움을 준다. 먼저 똑바로 누워 팔과 다리를 몸과 직각이 되게 들어올린다. 그런 다음 발을 몸 쪽으로 당겨서 발바닥이 천장을 향하게 한 다음 손과 발을 털어 준다.

 수험생 밥상을 다시 차리자

수험생의
건강 관리

계절별 건강 관리

[봄 – 춘곤증]

 날이 따뜻해지면 찾아오는 불청객, 바로 춘곤증이다. 이때는 잠을 충분히 자도 계속 졸리고 온몸이 나른하며 식욕이 없고 공부에 대한 의욕도 떨어진다. 춘곤증을 극복하기 위해서는 하루 세 끼 식사를 규칙적으로 하되, 아침은 반드시 먹어야 한다. 그래야만 점심때 과식을 피할 수 있다. 점심을 많이 먹으면 춘곤증이 가중될 수 있기 때문이다. 졸음이 올 때는 잠깐 밖으로 나가 깨끗한 공기를 마시며 가벼운 운동을 하는 것이 좋다. 음료수는 카페인이 든 것보다는 카페인이 들어 있지 않은 주스나 생과일 음료를 마신다. 봄철에 나는 제철 나물을 이용하여 떨어진 식욕을 돋우는 방법도 있다. 두릅을 끓는 소금물에 삶아 물기를 뺀 다음 초장에 찍어 먹거나 원추리 나물을 데쳐 찬물에 헹궈 양념장에 무쳐 먹는 것도 좋다. 끓는 쌀뜨물에 씀바귀 나물을 삶아 쓴맛을 우려 낸 다음 양념장에 무쳐 먹어도 입맛을 돋울 수 있다.

[여름 – 더위]

가능하면 지나친 더위에 노출되는 것은 피해야 한다. 온도와 습도가 높은 계절이지만 그렇다고 해서 몸과 마음까지 축축해져서는 안 된다. 그러기 위해서는 충분한 휴식과 수면을 취해야 한다. 아무리 덥더라도 따뜻한 물에 자주 목욕을 하고 음식도 따뜻하게 데워 먹는다. 수험생 가운데는 당분을 섭취하기 위해 초콜릿이나 설탕을 먹는 경우가 있는데, 가공한 당분보다는 조청을 고아 만든 엿이나 떡에 조청을 찍어 먹는 것이 좋다. 더위에 지쳤을 때 좋은 식품으로는 다음과 같은 것들이 있다.

먼저 오이는 수분이 많은 채소로, 몸을 차갑게 해 주는 효과가 있어서 더위를 먹었거나 갈증이 날 때, 몸이 나른하고 식욕이 없을 때 먹으면 좋다. 매실에는 구연산이 다량 함유되어 있어서 독소를 제거하고 칼륨의 흡수를 촉진하여 무더위에 지친 피로를 풀어 준다. 호박 역시 더위에 좋은 식품이다. 호박에는 더위를 이기게 하는 카로틴이 풍부하므로 많이 먹는 것이 좋다.

 수험생 밥상을 다시 차리자

[가을 – 건조한 공기]

가을에는 건조한 기후 때문에 기관지 질환으로 고생하는 사람들이 많다. 특히 수험생은 공부에 지친 데다 기후의 변화 때문에 감기에 걸릴 가능성이 높으므로 적당한 습도를 유지하고 도라지나 더덕을 이용한 음식을 먹는 것이 좋다. 요리를 해 먹어도 되고 달여서 보리차처럼 마셔도 좋다.

[겨울 – 감기]

수면 시간이 부족하고 피로가 쌓인 수험생에게 있어 겨울철의 추위는 몸의 저항력을 떨어뜨린다. 이렇게 되면 감기에 걸리기 쉽다. 감기를 예방하기 위해서는 평소에 충분한 영양을 섭취하고 편한 마음으로 휴식을 취해야 한다. 겨울철 감기 예방에 좋은 음식 몇 가지를 소개하겠다.

먼저 배추속대로 국을 끓여 먹으면 비타민C를 충분히 섭취할 수 있어서 감기를 예방하는 데 좋다. 식물 섬유도 풍부하여 장도 깨끗하게 해 준다. 감은 비타민A와 C를 많이 함유하고 있어서 호흡기계 감염에 대한 저항력을 높여 준다. 그래서 감기 예방과 회복에 효과적이다. 도라지 무침은 기침과 가래, 천식에 효과가 있으며 배즙과 무, 말린 귤 껍질은 기침을 하거나 가래가 끓을 때 좋다. 감기가 오래 지속되어 체력이 떨어졌을 때는 부추 죽이 효과가 좋다.

스트레스를 받으면 비타민C가 많이 소모되고 혈관의 노화가 촉진되며, 신경이 불안정해져서 근육에 피로 물질이 쌓인다. 또한 심장의 혈액이 손상되고 비위의 소화 기능도 약해진다. 특히 뇌의 활동은 왕성한 데 반해 상대적으로 몸은 많이 움직이지 않는 수험생은 배가 많이 부르지 않으면서도 뇌를 활발하게 해 주는 식품을 먹는 것이 좋다. 스트레스 해소에 도움이 되는 식품에는 다음과 같은 것들이 있다.

먼저 명란젓과 전갱이다. 비타민B_1이 풍부한 생선을 많이 먹으면 스트레스를 해소할 수 있다. 특히 비타민B_1은 뇌와 신경에 필요한 에너지를 공급해 주어 정신 상태를 향상시키고, 뇌를 활성화해 준다. 칼슘과 비타민이 풍부하여 신경을 안정시키고 불안을 해소하는 데 도움을 주는 파래도 좋다. 참깨 역시 스트레스를 해소하는 데 좋은 식품이다. 참깨에 들어 있는 단백질은 스트레스로 인해 침체된 세포를 활성화하는 데 좋다. 비타민B_1을 비롯한 철분과 칼슘도 많이 들어 있어서 뇌세포를 활성화해 준다. 연근에는 단백질의 소화를 돕는 무틴 성분과 위장을 튼튼하게 해 주는 타닌, 식물 섬유가 많이 들어 있다. 찌거나 익혀 먹기보다는 날것에 식초를 뿌려 먹는 것이 좋다. 볶은 멸치에 조청을 넣어 조려 먹으면 칼슘을 보충하여 스트레스로 인한 피로와 불안함을 진정시킬 수 있다. 피망 역시 스트레스 해소에 좋은 식품이다. 피망은 레몬에 버금갈 만큼 비타민C가 풍부하여 피부 미용은 물론 스트레스 해소에 좋다. 특히 피망은 비타민C의 산화를 막아 주는 비타민P를 함유하고 있어서 비타민C가 잘 파괴되지 않는다. 정신적으로 피곤하거나 더위로 인해 지쳤을 때는 피망과 쇠고기를 함께 볶아 먹으면 좋다. 비타민C의 보고인 피망과 진정 효과가 있는 칼슘이 풍부한 멸치를 함께 볶아 먹는 것도 좋은 방법이다. 머리를 맑게 해 주는 고칼로리 식품인 호두도 스트레스 해소에 효과적이다.

수험생의 정신 건강을 위한 부모의 역할

거의 대부분의 수험생들은 배나 머리가 아프다, 눈이 침침하고 어지러우며 예민하다, 소화가 잘 안 되고 집중력이 떨어진다, 가슴이 두근거리고 답답하다는 등의 증상을 겪는다. 대개의 경우 이러한 증상은 성적이 떨어지거나 스스로의 능력에 한계를 느꼈을 때, 주로 내향적이고 소심하며 지나치게 꼼꼼한 성격의 수험생에게서 많이 나타난다. 수험생인 자녀가 이런 어려움을 겪을 때일수록 부모의 역할이 중요하다. 자녀가 공부를 하기 전에 시간을 합리적으로 조절하는 습관을 길러 주고, 자녀의 신체 리듬을 파악하여 자신에게 맞는 시간대에 효율적으로 공부할 수 있도록 도와주는 것이 부모의 몫이다. 특히 토요일 오후는 스트레스를 해소하는 시간으로 정하여 규칙적으로 운동을 하게 하거나 여가 활동을 즐길 수 있도록 적극 지원해 주는 것이 좋다. 일주일 중 하루는 늦잠을 통해 주중의 피로를 풀어 주고, 가족 전체가 책을 보는 분위기로 바꾸는 것도 중요하다.

사실 공부를 하는 데 있어서는 지능이나 기억력과 같은 학습 능력 외에도 집중력, 정서적인 안정, 공부에 대한 의지가 더 많이 필요하다. 부모는 특히 자녀로 하여금 공부에 대한 의지를 불러일으키는 데 관심을 두어야 한다. 개중에는 수험생만큼이나 불안해하는 부모도 많은데, 부모가 먼저 안정된 모습을 보여야 자녀도 안정된 마음으로 편하게 공부할 수 있다.

구체적인 부모의 역할

시험 날짜가 다가올수록 수험생들은 불안함과 초조함을 느낀다. 이는 수험생뿐만 아니라 그런 수험생을 옆에서 바라보는 부모도 마찬가지로 느끼는 감정이다. 그러나 불안해하는 자녀를 옆에서 안쓰럽게 바라만 보거나 함께 힘들어하는 것은 오히려 수험생에게 도움이 되지 않는다. 마음에 힘을 주는 말 한 마디가 수험생에겐 가장 큰 힘이 된다는 사실을 잊지 마라.

먼저 공부와 관련하여 긍정적인 사고를 심어 주어야 한다. 이를테면 '내가 세워 놓은 계획대로만 실행하면 나는 반드시 성공할

 수험생 밥상을 다시 차리자

수 있다', '나는 똑똑하다', '나는 최선을 다해 준비할 만큼 준비했다', '내가 아는 것만 다 쓴다면 합격한다' 와 같은 자기 긍정을 하게 만들어 주어야 한다. 이와 동시에 부정적인 사고를 바꾸어 주는 것도 중요하다. '나는 할 수 없다' 가 아닌 '비록 힘들긴 해도 난 해 낼 수 있어', '이번에도 실패할 거야' 가 아닌 '이번에는 충분히 준비했기 때문에 전과 같지는 않을 거야', '이번에도 효과가 없을 것 같은데……' 가 아닌 '충실히 공부하면 좋은 성적을 거둘 수 있을 거야', '난 지금까지 단 한 번도 무언가를 제대로 해 본 적이 없어' 가 아닌 '이번에는 사정이 달라. 잘할 수 있어' 로 사고를 전환하게 해 주는 것이 부모의 몫이다. 그 밖에도 자녀의 장단점을 파악하여 자녀에게 맞는 학습 방법을 찾아 주는 것도 중요하다. 합격했을 경우뿐만 아니라 목표를 달성하지 못했을 때 발생할 수 있는 문제에 대한 대비도 필요하다. 자녀가 많이 힘들어할 때는 적절한 치료자나 치료 시설을 찾아가 도움을 받는 것도 좋은 방법이다.

지은이 | 유태종

서울대학교 농과대학 농화학과 졸업.
고려대학교 식품공학과 교수, 독일 마인츠 대학 교환 교수, 보건사회부 식품위생 심의위원
국방부 정책자문위원 역임
현재 농림부 전통가공식품 심의위원, 한국산업규격식품부회 위원장, 식생활 개선 국민운동본부 부회
장, 건양대학교 식문화연구소장, 곡천건강장수연구소장.
저서 : 《음식족보》《술, 악마의 유혹인가 성자의 눈물인가》《음식궁합1》《음식궁합2》《식품 동의보감》
　　　《아이들 두뇌는 식탁이 결정한다》 외 다수

수험생 밥상을 다시 차리자

초판 1쇄 인쇄 | 2005년 2월 25일
초판 1쇄 발행 | 2005년 3월 5일

지은이 | 유태종
펴낸이 | 양동현

펴낸곳 | 도서출판 아카데미북
출판등록 | 제 13-493호
주소 | 서울 성북구 동소문동4가 124-2
대표전화 | 02) 927-2345 팩시밀리 | 02) 927-3199
이메일 | academybook@hanmail.net

ISBN | 89-5681-034-6 13570

잘못 만들어진 책은 구입한 곳에서 바꾸어 드립니다.

지은이와의 약속에 의해 인지는 붙이지 않습니다.

www.academypub.com

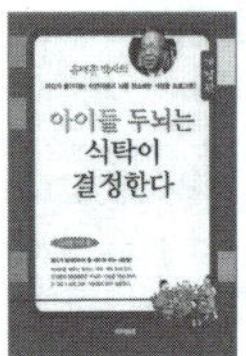

⑪ 아이들 두뇌는 식탁이 결정한다

유태종 지음 | 신국판 312쪽 | 9,000원

지혜로운 아이는 엄마의 식탁에서 자라난다.
아이의 두뇌 계발에 필요한 과학적 정보와 식생활 프로그램 완전 수록.

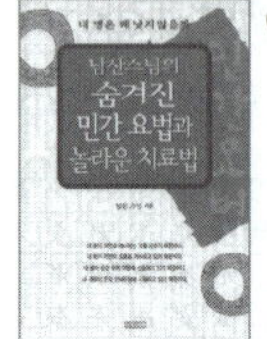

⑫ 남산 스님의 숨겨진 민간 요법과 놀라운 치료법

남산 스님 지음 | 신국판 448쪽 | 12,000원

파스 요법의 창시자 남산 스님이 수집·검증해 낸 민간 요법서. 인간의 몸이 자연과 하나라는 사실을 깨달을 때 병은 쉽게 치료된다. 내 병은 내가 알아서 고쳐 보자.

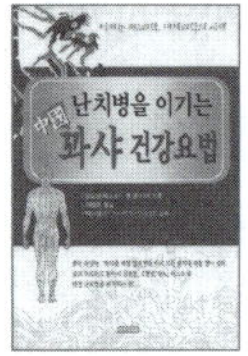

⑬ 난치병을 이기는 중국 꽈샤 건강 요법

이유선 감수 | 신국판 306쪽 | 10,000원

긁고 두드리고 뜯어서 만성 난치병을 물리치는 법. 신경통, 고혈압, 당뇨, 디스크 등을 경혈 자극법으로 치료한다.

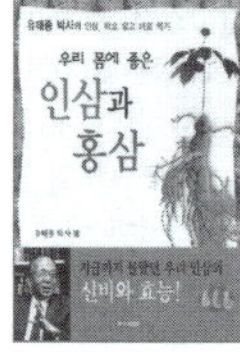

⑭ 우리 몸에 좋은 인삼과 홍삼

유태종 | 신국판 336쪽 | 10,000원

세계 최고의 품질과 약효를 가지고 있는 고려 인삼. 과학적으로 밝혀진 인삼의 성분과 효능, 음용법을 상세히 밝혀 놓았다.

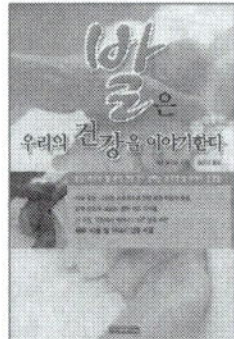

⑮ 발은 우리의 건강을 이야기한다

아베 요우코 | 신국판 208쪽 | 8,000원

발은 제2의 심장이라 할 만큼 중요하지만 내버려두면 만병의 근원이 된다. 하루 10분 발 마사지로 평생을 건강하게 사는 법.

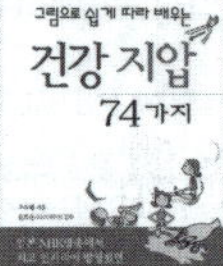

⑯ 그림으로 쉽게 따라배우는 건강 지압 74가지

구숙혜 지음·김호순 감수 | 신국판 256쪽 | 8,000원

누구든지 쉽게 배워서 바로 사용할 수 있는, 부작용이 전혀 없고 치유력이 뛰어난 건강 경혈 자극 요법.

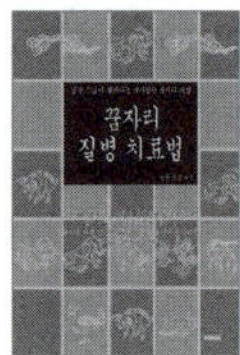

⑰ 꿈자리 질병 치료법

남산 스님 지음 | 신국판 344쪽 | 9,800원

꿈은 현실의 반영인가, 무의식의 산물인가?
꿈은 건강과 밀접한 관계가 있어서 꿈을 통해 몸의 이상을 감지할 수 있다.

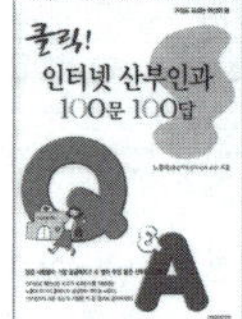

⑱ 클릭! 인터넷 산부인과 100문 100답

노흥태 지음 | 신국판 256쪽 | 8,300원

여성도 제대로 모르는 여성의 몸. 사상 최고의 조회 건수를 기록한 노흥태 박사의 인터넷 산부인과 상담이 책 속으로 들어왔다.

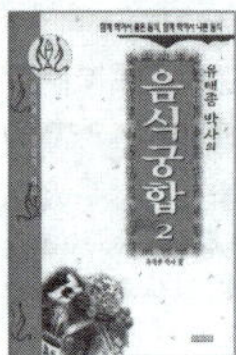

⑲ 음식궁합 2

유태종 | 신국판 396쪽 | 10,000원

《음식궁합1》에 이은 또 하나의 음식 바이블. 우리나라는 물론 중국과 일본을 비롯한 동양의 한방 요리와 서양의 전통 요리를 통해 보는 맛있고도 신기한 음식궁합.

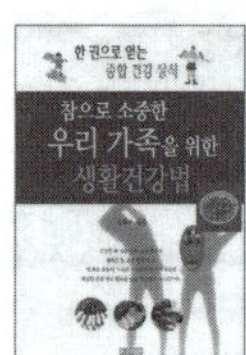

⑳ 참으로 소중한 우리 가족을 위한 생활 건강법

임재헌 | 신국판 416쪽 | 11,500원

한 권으로 얻는 종합 건강 상식. 계절별·체질별·나이별·성별에 따른 건강 관리 지침은 물론 다이어트에서 건강 보조 식품까지 수록.

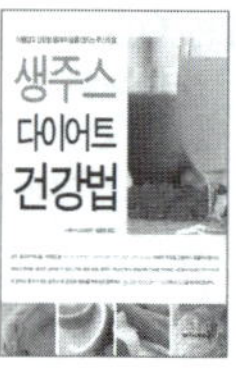

㉛ 생주스 다이어트 건강법

나타샤 스타르핀 지음 | 국판 216쪽 |
값 10,000원

자연의 생명력을 몸속에! 생식 섭취 비율을 늘리고 몸속 정화와 다이어트를 동시에 이루는 건강 생활.

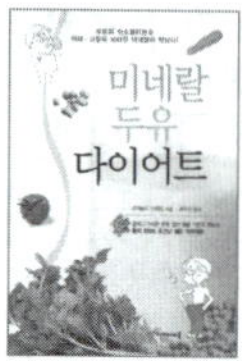

㉜ 미네랄 두유 다이어트

아카보시 다미코 지음 | 신국판 136쪽 |
값 7,500원

두유의 이소플라본과 과일 야채의 비타민 미네랄 다이어트 효과! 굶거나 무리한 운동 없이 몸을 건강하고 날씬하게 만드는 웰빙 다이어트.

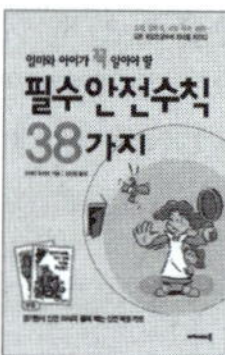

엄마와 아이가 꼭 알아야 할 필수 안전 수칙 38가지

사에키 유키코 지음 | 신국판 164쪽 |
8,000원

유괴, 성폭행, 금품 도난, 교통사고, 화재 등의 위험에서 소중한 자녀를 안전하게 보호하는 법.

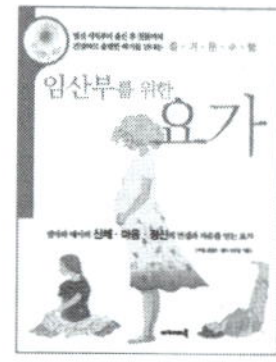

임산부를 위한 요가

웬디 티즈딜 지음 | 4×6변형판 156쪽
| 9,800원

임신 시작부터 출산 후 첫돌까지 건강하고 총명한 아기를 만나는 즐거운 수행.
엄마와 태아의 신체 · 마음 · 정신의 안정과 자유를 얻는 요가.

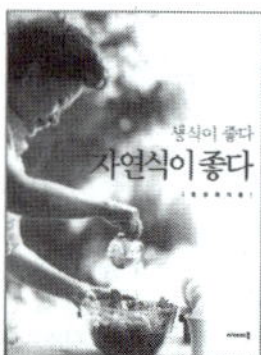

생식이 좋다 자연식이 좋다

엄성희 지음 | 크라운 변형판 104쪽 |
9,000원

먹거리에서 비롯된 질병은 먹거리로 고쳐야 한다. 생식의 원리와 자연식의 중요성을 일깨우는 책

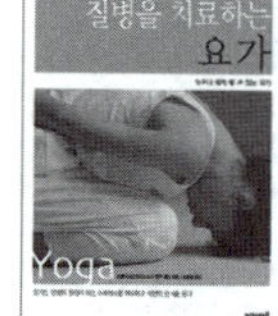

질병을 치료하는 요가

비베카난다 켄드라 재단 지음 | 4×6 변형판 96쪽 | 8,000원

일상생활 속에서 간단하게 행할 수 있는 수련을 통해 질병을 예방하고 특정 질환 치료를 위해 매일 할 수 있는 요가 요법을 수록했다.

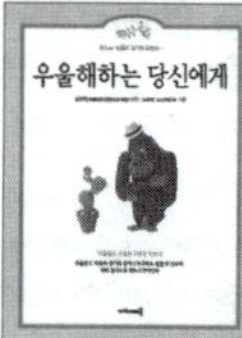

우울해하는 당신에게

김진학 편역 | 크라운 변형판 104쪽 |
9,000원

우울증에 관해 쉽고 자세하게 풀어쓴 입문서.
우울증은 마음의 감기와 같아서 누구나 쉽게 걸릴 수 있고 또 쉽게 치료할 수 있다.

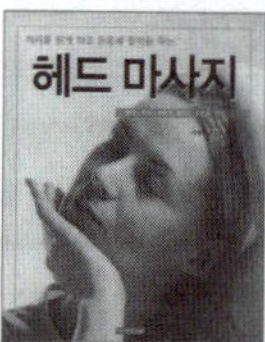

헤드 마사지

에일린 벤틀리 지음 | 4×6변형판 144쪽 | 11,000원

인도의 전통 헤드 마사지, 한의학의 지압, 기공을 적절히 결합해 놓은 치료서.
명상 이미지와 방법도 수록.